2024
의료제품 개발 상담사례집

| 의약품·바이오의약품 분야
| 의료기기 분야

식품의약품안전처
식품의약품안전평가원

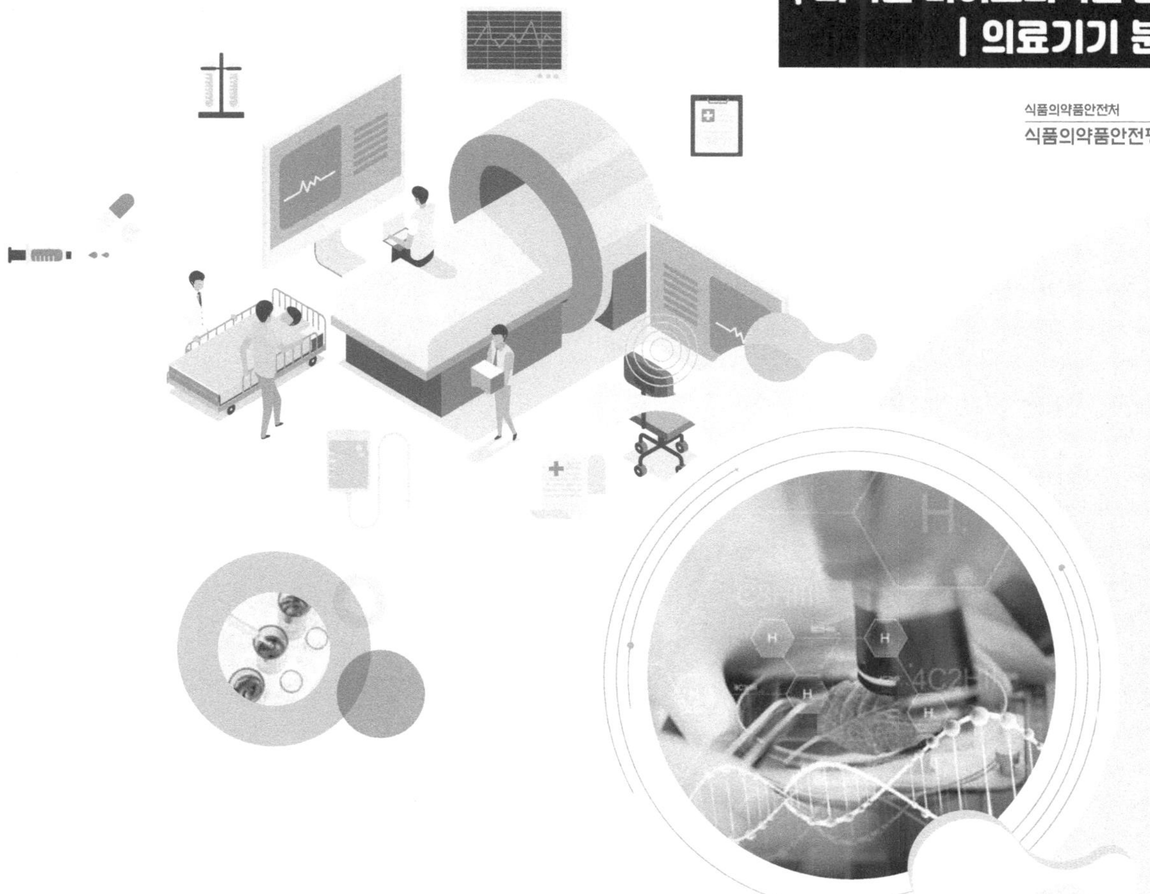

nhan M&B

이 안내서는 '의료제품 개발을 위한 사전상담 사례 중 의료기기 분야 주요 상담내용을 질의와 답변 형식으로 알기 쉽게 설명하거나 식품의약품안전평가원의 입장을 기술한 것입니다.

이 안내서는 대외적으로 법적 효력을 가지는 것이 아니므로 본문의 기술방식('~하여야 한다' 등)에도 불구하고 참고로만 활용하시기 바랍니다.

이 안내서는 2021년 9월 30일 최초 발간 이후 2023년 9월 27일 현재까지의 과학적 · 기술적 사실 및 유효한 법규를 토대로 개정되었으므로 이전 발간된 제정판(2021.9.30.) 및 제1개정판(2022.9.30.)은 더 이상 유효하지 않으며 향후 최신 개정 법규 내용 및 구체적인 사실관계 등에 따라서 달리 적용될 수 있음을 알려드립니다.

※ "민원인 안내서"란 민원인들의 이해를 돕기 위하여 법령 또는 행정규칙을 알기 쉽게 설명하거나 특정 민원업무에 대한 행정기관의 대외적인 입장을 기술하는 것 (식품의약품안전처 지침서등의 관리에 관한 규정 제2조)

※ 이 안내서에 대한 의견이나 문의사항이 있을 경우 식품의약품안전처 식품의약품안전평가원 제품화지원팀에 문의하시기 바랍니다.

전화번호 : 043-719-2925 / 2935

팩스번호 : 043-719-2910

의료제품 개발 상담사례집 I

| 의약품·바이오의약품 분야

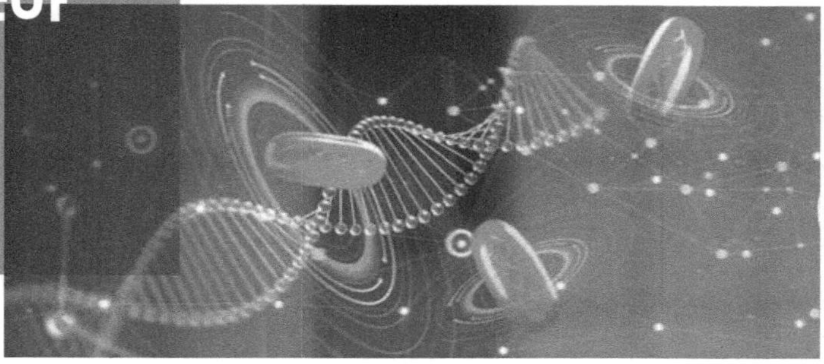

식품의약품안전처

식품의약품안전평가원

제품화지원팀

목 차

Contents

I 합성의약품

1 기준 및 시험방법 관련 [품질]

< 제조 및 품질관리 >

Q1. 의약품 개발 시 원료의약품 등록을 해야 하나요? 원료의약품도 GMP 시설에서 제조해야 하나요?

○ 원료의약품은 GMP 시설에서 제조해야 합니다. 「원료의약품 등록에 관한 규정」 제4조에 따라, 품목별로 실시 상황이 「의약품 등의 안전에 관한 규칙」 [별표 1의2]에 따른 원료의약품 제조 및 품질관리 기준(GMP)에 맞거나 이와 동등 이상임을 입증하는 자료를 제출하여야 합니다.

○ 참고로 원료의약품 등록 시 「원료의약품 등록에 관한 규정」 제4조제1항의 자료(아래 참고) 제출 여부만을 확인하여 등록합니다.

1. 제조·품질관리에 필요한 시설에 관한 자료 2. 품목별로 실시상황이 「의약품 등의 안전에 관한 규칙」 [별표1의2]에 따른 원료의약품 제조 및 품질관리기준에 맞거나 이와 동등 이상임을 입증하는 자료 3. 물리·화학적 특성과 안정성에 관한 자료 4. 제조방법, 포장, 용기, 취급상의 주의사항에 관한 자료 5. 원료의약품의 시험성적서, 분석방법, 사용된 용매 등에 관한 자료 6. 품질검사를 위하여 필요한 시험용 원료의약품

○ 원료의약품의 품질심사는 완제의약품 허가(신고)시 해당 원료의약품을 포함하여 종합적으로 검토합니다.

【관련 규정】

☞「의약품 등의 안전에 관한 규칙」(총리령) [별표 1의2]

☞「원료의약품 등록에 관한 규정」(식약처 고시)

☞「완제의약품 중심 허가심사 운영·관리 방안 관련 질의응답집」(민원인 안내서)

Q2. 임상시험용의약품 생산 시 불순물 프로파일을 관리할 수 있다면, 원료물질 생산 시 중간체부터 GMP 제조소에서 생산해도 되나요?

○ 「원료의약품의 개발 및 제조 품질심사 가이드라인」에 따라 원료의약품 출발물질이 공정에 투입되는 순간부터 제조공정에 적절한 GMP 시설에서 생산하는 것이 권고됩니다.

【관련 규정】

☞「원료의약품의 개발 및 제조 품질심사 가이드라인」(민원인 안내서)

Q3. IND 신청 시 제출하는 CMC 자료는 GMP 시설 제조, 시험, 관리기준으로 작성하는지요? 안정성시험도 GMP에서 제조한 물질로 확인해야 하나요?

○ 「의약품 임상시험계획 승인에 관한 규정」 제5조제4항제3호 및 [별표2], 「임상시험용의약품의 품질 가이드라인」을 참고하여 품질자료를 작성하시기 바랍니다.

○ 비임상시험용 의약품의 안정성시험은 1개의 배치에서 제조한 물질로 시험 가능하며, GMP 시설에서 제조한 물질로 확인해야 하는 것이 필수적이진 않으나 권고하고 있습니다.

【관련 규정】

☞「의약품 임상시험계획 승인에 관한 규정」(식약처 고시)

☞「임상시험용의약품의 품질 가이드라인」(민원인 안내서)

Q4. 의약품 개발 시 비임상시험을 위해 생산한 의약품을 표준품으로 하여 품질관리를 할 수 있나요?

❍ 「의약품의 품목허가·신고·심사 규정」(식약처 고시) 제33조제3항제15호에 따라, 「대한민국약전」 및 공정서에 수재되지 아니한 표준품, 시약 · 시액을 사용하는 경우 다음 각 목에 맞게 표준품을 선정해야 합니다.

가. 표준품은 사용목적에 맞는 규격을 설정하며 필요에 따라 정제법(해당 원료의약품 이외의 물질로 구입하기 어려운 경우에는 제조방법을 포함한다)을 기재하고, 정량용 원료는 절대량을 측정할 수 있는 시험방법으로 함량을 측정하는 방법을 기재한다.

나. 표준품의 함량은 99.0% 이상을 원칙으로 한다.

❍ 따라서, 분석법 개발을 통해 절대량을 측정할 수 있는 시험방법으로 타당하게 설정하시면 됩니다. (완제의약품도 동일한 원칙 적용)

❍ 참고로 신약 허가 시 원료의약품 및 완제의약품의 각종 시험에 필요한 표준품이 「대한민국약전」 및 공정서 이외의 표준품인 경우에는 상용표준품으로서 「의약품의 품목허가·신고·심사 규정」(식약처 고시) 제7조제2호나목의 7) 및 다목의 6)에 의거하여 해당 표준품을 제출하시고, 규격설정 등에 관한 자료(순도 포함), 조제법에 관한 자료, 정제법에 관한 자료, 제조방법 등을 제출하시면 됩니다.

【관련 규정】

☞ 「의약품의 품목허가·신고·심사 규정」(식약처 고시)

Q5. 임상시험용 완제의약품과 동일한 품질로 생산된 완제의약품으로 비임상독성시험을 수행해야 하나요?

❍ 비임상시험 및 임상시험 등 각 개발 단계별로 사용되는 시험물질은 확인, 순도, 역가 등 품질을 확인할 수 있는 적절한 시험방법과 기준으로 관리되고 있음이 입증되어야 하며, 이 경우 비임상시험에 사용한 시험물질이 반드시 임상시험에 사용할 물질과 동일한 기준으로 관리되어야 하는 것은 아닙니다. 다만, 비임상시험에 사용된 의약품과 임상시험용의약품 사이에 화학적 또는 제조상의 차이가 있다면, 품질 동등성 자료가 요구되며, 만약 제조방법 변경에 의해 의약품의 안전성 및 유효성에 영향을 미칠 것으로 예상된다면 추가 비임상시험 자료가 요구될 수 있습니다.

Q6. 공정연구를 통해 독성시험용 의약품보다 임상시험용 의약품의 순도를 개선한 경우에도 독성시험을 다시 해야 하나요?

❍ 임상시험용의약품의 순도에 대한 기준은 「의약품의 품목허가·신고·심사 규정」(식약처 고시) 제7조제2호 나. 원료의약품에 관한 자료 5) 기준 및 시험방법에 관한 근거자료 나)순도시험에 관한 자료에 따른 기준 설정이 요구되므로 참고하시기 바라며, 비임상시험용 시험약에 비해 임상시험용의약품의 불순물 등이 허용가능한 범주에서 개선된 경우는 추가 요구자료 없이 인정 가능할 것으로 사료됩니다.

【관련 규정】

☞ 「의약품의 품목허가·신고·심사 규정」 (식약처 고시)

Q7. 임상 1상 신청 시, 비임상 시험용 원료의약품과 제형 연구가 완료된 완제의약품의 자료를 '품질 및 안정성에 관한 자료'로서 제출하여도 될까요?

○ 임상시험용의약품의 품질에 관한 자료는 「의약품 임상시험 계획 승인에 관한 규정」 제5조제4항제3호 및 [별표2]에 따라 제출하여야 합니다.

○ 임상시험 단계별로 임상시험에 사용되는 의약품의 확인, 순도, 역가 등 품질을 확인할 수 있는 충분한 자료를 제출하여야 하며, 임상약리시험(1상) 단계에서는 시험대상자의 안전성 평가와 관련있는 품질 자료(화학구조, 순도, 불순물, 안정성 등)를 제공하여야 합니다.

○ 임상1상 신청 시, 비임상시험용 원료의약품과 제형연구가 완료된 완제의약품의 품질 및 안정성에 관한 자료로서 제출 가능한지 여부'는 제안하신 원료의약품과 완제의약품이 임상시험용 원료의약품 및 완제의약품과 동등한 경우 가능합니다. 동등성 여부는 제조공정의 유사성, 주요 제조공정에 차이가 있다면 차이를 설명할 수 있는 자료로 판단할 수 있습니다. 또한 임상 1상 신청 이후, 제조된 임상시험용 원료의약품 및 완제의약품과의 품질특성에 대한 비교동등성 시험자료 등을 통해 확인되어야 합니다.

아울러, '임상시험용의약품의 품질 가이드라인'(민원인 안내서)의 임상시험 단계별 제조 및 품질자료의 요건을 참고하시기 바랍니다.

【관련 규정】

☞ 「의약품 임상시험 계획 승인에 관한 규정」

☞ 「임상시험용의약품의 품질 가이드라인」 (민원인 안내서)

Q8. 임상시험용의약품의 초기 투입물질을 변경하여 품목허가용 의약품을 제조할 계획입니다. 이때 어느 수준의 자료를 제출해야 할까요?

○ 품목허가 자료 제출시에 임상시험용의약품 개발부터 품목허가용 상업용 배치까지 제조방법 변경에 대한 전체적인 이력과 이에 대한 품질동등성 자료를 제출해야 합니다. 세부적으로 설명드리면 품목허가 자료 제출 시 초기 투입물질 변경에 대한 비교설명과 함께 「의약품 등의 안전에 관한 규칙」 [별표 1의2]에 따른 원료의약품 제조 및 품질관리 기준에 맞거나 이와 동등 이상임을 입증하는 자료, 변경 전,후 동등성 입증 자료(종전 배치와 새로운 배치의 불순물 프로파일, 물리화학적 성질에 관한 자료의 통계적 분석자료), 시험성적에 관한 자료(3배치, 단, 근거자료는 1배치) 등을 제출하여 임상시험용 배치와 품목허가용 배치 간의 품질 동등성을 입증하시면 됩니다.

【관련 규정】

☞ 「의약품 등의 안전에 관한 규칙」 [별표 1의2]

< 기준 및 시험방법 >

Q9. 개발물질의 원료의약품에 대한 기준 및 시험방법 설정 시 순도시험 설정이 꼭 필요한가요?

○ 의약품 개발 단계에서는 사용하는 원료의약품과 관련된 출발물질 또는 제조공정으로부터 유래하는 불순물, 분해 산물 및 잔류용매에 대한 자료가 확인되어야 합니다.

○ 또한, 품목허가를 위한 자료요건으로서 순도시험이 확인되어야 하며, 타당한 설정 또는 해당되는 경우 미설정 근거가 제시되어야 합니다. 「의약품의 품목허가·신고·심사 규정」 제7조제2호 나. 원료의약품에 관한 자료 5)기준 및 시험방법에 관한 근거자료 나)순도시험에 관한 자료를 참고하시기 바랍니다.

【관련 규정】

☞ 「의약품의 품목허가·신고·심사 규정」 (식약처 고시)

Q10. 비임상과 임상시험용의약품(배치)의 불순물(Impurity)관리 기준을 동일하게 관리해야 하나요?

○ 비임상시험용 의약품은 비임상시험 관리기준(식약처 고시)에 따라 시험하는 물질의 제조번호, 순도, 조성, 농도(함량, 역가 등), 기타 특성에 대한 자료가 구비되어야 합니다. 반드시 비임상 시험배치의 불순물관리 기준을 임상시험 배치와 동일하게 관리해야 하는 것은 아니나 불순물이 임상시험의 안전성에 영향이 있다고 판단될 경우 불순물 프로파일(Impurity profile)을 통해 임상 배치와 상관성을 설명해야 할 수도 있으니 참고하여 주시기 바랍니다.

【관련 규정】

☞ 「비임상시험 관리기준」 (식약처 고시)

Q11. 개발하고자 하는 의약품의 유연물질 및 분해생성물이 약 2%일 경우, 추가 제출자료는 무엇인가요?

○ 「의약품의 품목허가·신고·심사 규정」 제7조, 2. 구조결정·물리화학적 및 생물학적 성질에 관한 자료(품질에 관한 자료)에 따르면

- 해당 원료의약품을 함유하는 제제의 용법·용량으로 계산하여 1일 최대투여량에 따라 유연물질의 화학구조에 대한 자료 및 안전성을 입증하는 자료로서 적합한 반복투여 독성시험자료, 유전독성시험자료, 기타 필요한 독성시험자료를 제출하여야 합니다.

- 완제의약품의 경우 주성분의 1일 최대투여량, 분해생성물의 함량 정도에 따라 분해생성물의 화학구조에 대한 자료 및 안전성을 입증하는 자료로서 적합한 반복투여 독성시험자료, 유전독성시험자료, 기타 필요한 독성시험자료를 제출하여야 합니다.

- 다만 임상시험용 의약품의 경우, 비임상/임상시험에 사용된 원료의약품 배치의 불순물 프로파일과 안전성을 고려하여 개별 분해산물과 분해산물의 합에 대한 상한치를 설정하여야 하며, 기준(specification) 및 허용기준(acceptance criteria)은 이후 개발 과정에서 재검토하고 조정되어야 함을 알려드립니다.

【관련 규정】

☞ 「의약품의 품목허가·신고·심사 규정」 (식약처 고시)

Q12. 1상 임상시험을 위해 임상시험용 의약품의 품질관리 규격의 확정이 필요한가요? 또한 원료의약품의 경우 순도시험의 기준은 어떻게 설정할 수 있나요?

❍ 임상약리시험 단계에서는 확정된 품질관리 규격을 요구하지 않으며 치료적 탐색 및 치료적 확증 임상시험에는 제조 경험, 안정성, 안전성 시험결과를 근거로 불순물 기준 설정이 필요합니다. 따라서, 후기 임상 시험 단계에서는 기준에 대하여 실측통계치, 안정성시험 중 가혹시험과 장기보존시험 결과와 안전성을 고려한 기준 설정에 대한 타당한 근거가 요구될 수 있습니다.

❍ 원료의약품의 순도시험에 기준에 대한 제출 범위는 「의약품의 품목허가·신고·심사 규정」 (식약처 고시) 제7조제2호 나. 원료의약품에 관한 자료 5) 기준 및 시험방법에 관한 근거자료 나)순도시험에 관한 자료를 참고하시기 바랍니다.

【관련 규정】

☞ 「의약품의 품목허가·신고·심사 규정」 (식약처 고시)

Q13. 임상시험계획 승인신청을 위한 원료의약품 및 완제의약품의 기준 및 시험방법 자료는 어떤 자료를 제출하여야 하나요?

○ 「의약품 임상시험 계획 승인에 관한 규정」(식약처 고시) 제5조제4항3호에 따라 임상시험용의약품의 원료약품 및 그 분량, 제조방법, 제조원에 관한 자료, 새로운 첨가제를 사용하는 경우 이에 대한 설명, 저장방법 및 사용(유효)기한 설정을 위한 안정성 관련 자료, 이미 알려진 물질과의 구조적 유사성에 대한 설명, 원료물질 규격(구조식, 물리화학적, 생물학적 특성 등) 또는 임상시험용의약품의 기준 및 시험방법 및 이에 따른 품질관리 결과 등이 포함된 자료를 제출하여야 합니다.

임상시험용의약품의 품질문서는 「의약품 임상시험 계획 승인에 관한 규정」 제5조 제4항제3호 및 [별표2]를 참고하실 수 있으며, 임상시험의 단계와 품목의 특성에 따라 제출하여야 하는 자료의 수준은 달라질 수 있습니다. 상세한 설명은 「임상시험용 의약품의 품질 가이드라인」(민원인 안내서)를 참고하실 수 있으며, 동 가이드라인 중 '임상단계별로 요구되는 CMC정보에 대한 요약표'(붙임)에 정리되어 있습니다.

【관련 규정】

☞ 「의약품 임상시험 계획 승인에 관한 규정」(식약처 고시)

☞ 「임상시험용 의약품의 품질 가이드라인」(민원인 안내서)

Q14. 주성분에서 유래된 분해생성물과 유연물질에 대한 기준은 어떻게 설정하나요?

○ 완제의약품은 제조 및 보관 중에 생성될 수 있는 분해생성물에 대해 기준을 설정합니다. '분해생성물'은 원료의약품의 분해생성물, 원료의약품과 첨가제의 반응생성물, 원료의약품과 직접용기·포장의 반응생성물 등입니다. 이러한 불순물들은 제조과정 중에서 발생을 최소화할 수 있도록 공정연구가 필요합니다.

완제의약품 불순물의 허용기준의 경우 「의약품의 품목허가·신고·심사 규정」 및 ICH Q3B에 따라 보고 수준, 구조 규명 수준, 안전성 입증 수준을 고려하여 설정하게 되며 기타 분해 생성물은 구조 규명 수준과 동등 또는 그 이하로 설정, 특정 유연물질은 안전성 입증 수준과 동등 또는 그 이하로 설정하거나 입증하시면 됩니다.

완제의약품의 분해생성물의 허용기준은 원료의약품에서의 허용기준, 안전성 입증 수준, 안정성 시험 중의 증가 정도, 신규 완제의약품의 제안된 유효기간 및 권장 보관조건을 고려하여 설정해야 합니다.

안전성 시험 또는 임상시험에서 사용한 완제의약품 배치 정보에는 유연물질의 함량이 포함되어야 하며 이때 (1) 안전성 시험 및 임상시험에서 안전한 것으로 확인된 유연물질의 양 (2) 유연물질의 증가량 (3)기타 안전성 요인 등을 검토하여 완제의약품의 유연물질 기준의 타당성을 입증할 수 있습니다.

이와는 별도로 임상시험용의약품에 대해 유전독성(변이원성)불순물에 대한 관리 전략도 함께 고려되어야 하며, 평가방법은 ICH M7, 의약품 불순물 유전독성 평가 가이드라인(민원인 안내서)를 참고하실 수 있습니다.

【관련 규정】

☞ 「의약품의 품목허가·신고·심사 규정」 (식약처 고시)

☞ ICH 가이드라인 Q3B (신약 완제의약품 중 불순물)

☞ ICH M7, 의약품 불순물 유전독성 평가 가이드라인(민원인 안내서)

Q15. 원료물질 및 제조공정상 금속불순물에 대한 혼입의 우려가 없다면, 생산라인에서 혼입의 우려가 없음을 입증하는 제조소 증빙자료로 갈음하고, 완제의약품에서 별도 관리하지 않아도 되나요?

❍ 임상시험 단계에서는 임상시험용 의약품 제조 및 품질관리의 품질 위해관리 원칙에 따라 임상시험용 의약품의 품질을 보증할 수 있다면 자체적으로 설정하여 관리할 수 있습니다.

다만, 품목허가 단계에서는 금속불순물에 대한 자료가 제출되어야 하며 금속불순물의 경우 합성과정에서 의도적으로 투입된 촉매제의 잔류물이거나, 불순물(공정 장비나 용기마개 시스템과의 반응에 의해 생성되거나, 완제의약품의 원료약품 중 존재 등) 일 수 있습니다. ICH Q9의 위해 관리 원칙에 따라 완제의약품에 존재하는 금속불순물의 평가가 수행되어야 하며 구체적인 내용은 「의약품 금속불순물 평가 및 관리 가이드라인」(민원인안내서)를 참고하시기 바랍니다.

【관련 규정】

☞ 「의약품 금속불순물 평가 및 관리 가이드라인」(민원인안내서)

Q16. 1상 임상시험용 의약품의 기준 및 시험방법 중 생물학적 역가시험을 GLP 분석 기관에서 측정해야하는지요?

○ 임상시험용의약품의 품질관리시험(기준및시험방법)은 GLP 규정이 아닌 「의약품 등의 안전에 관한 규칙」 [별표 1] 및 [별표 4의2] 규정(GMP)에 적합한 시설에서 수행되어야 합니다. 품질관리 시험을 수행할 시에는 「의약품 임상시험 계획승인에 관한 규정」 (식약처 고시) [별표2] 임상시험용의약품 품질문서 작성방법에 따라 자료를 구비하시기 바랍니다.

【관련 규정】

☞ 「의약품 등의 안전에 관한 규칙」 [별표 1] 및 [별표 4의2]

☞ 「의약품 임상시험 계획승인에 관한 규정」 (식약처 고시) [별표2]

Q17. 주사제 개발 시 기존 의약품에 사용된 프리필드 시린지를 사용할 경우, 용기 및 포장의 적합성 평가를 위한 시험을 진행해야 하는지요?

○ 기존 의약품에 사용된 프리필드 시린지를 사용하여 새로운 주사제를 개발할 경우, 의약품의 주성분이 달라지는 경우는 용기 및 포장의 적합성 평가를 별도로 실시해야 합니다. 품목허가 신청 시 「의약품의 품목허가·신고·심사 규정」 제7조에 따라 '용기 및 포장에 관한 자료'를 제출하도록 되어 있으며, 이 항목에는 재료의 선택, 습기와 빛으로부터 보호, 직접용기 구성성분과 의약품과의 적합성(용기흡착, 유리 포함), 직접용기 구성 재료의 안전성, 성능(첨부한 투약용기의 재현성 등)에 대한 자료가 포함되어야 합니다.

【관련 규정】

☞ 「의약품의 품목허가·신고·심사 규정」 (식약처 고시)

< 안정성 >

Q18. 보관조건을 냉동보관으로 안정성시험을 계획하고 있습니다. 안정성시험 수행 시 고려사항에 대해 문의드립니다.

○ 안정성시험의 시험항목은 「의약품등의 안정성시험기준」 제3조제1항제5호에 따라 '기준 및 시험방법에 설정한 전 항목'에 대하여 시험하는 것을 원칙으로 합니다. 다만, 시험항목을 생략할 경우에는 그 사유를 명확히 기재하여야 합니다.

〈유효기간 설정〉

* 냉동보관 원료의약품 또는 완제의약품

「의약품등의 안정성시험기준」 [별표4. 신약의 안정성시험기준], [별표8 신약의 안정성 시험자료 평가] 에 따라 '냉동보관 원료의약품 또는 완제의약품'의 경우 사용기간 등은 장기보존시험자료에 근거해야 하며 각각의 사례별로 평가됩니다. 그리고 가속시험 조건으로 시험을 실시하지 않을 경우, 적당한 기간 동안 상향조정된 온도(예, 5℃±3℃ 또는 25℃±2℃)에서 단일 배치를 시험하여, 운반 또는 취급시 허가된 보관온도를 단기적으로 벗어나는 경우에 대한 고찰을 제시하여야 합니다.

【관련 규정】

☞ 「의약품등의 안정성시험기준」 제3조제1항제5호, [별표4], [별표8]

Q19. 1상 임상시험 신청시 안정성 시험은 얼마 동안 수행하고 제출해야 하나요? (예. 1개월)

○ 원칙적으로 1로트 이상 시험한 장기보존시험 결과로 사용기한을 설정해야하나, 안정성시험 계획서 및 안정성시험 이행서약서 등에 근거하여 임상시험용 의약품의 사용기간을 설정할 수 있습니다.

다만, 안정성시험 중 기준일탈, 시험결과의 부정적인 경향성 등이 발생하면 즉시 시정조치와 함께 식약처에 해당사항을 보고해야합니다.

Q20. 투여 전 첨부용제로 용해하여 스프레이로 분사하는 용법의 임상시험용의약품의 경우, 안정성 시험은 주성분 바이알과 첨부용제 등 구성품 별로 모두 수행해야 하나요?

○ 임상시험용의약품의 사용기간은 원료의약품의 안정성 프로파일과 임상시험용의약품에서 수집된 자료에 근거하여 설정됩니다. 따라서 원료의약품 및 완제의약품의 저장방법 및 사용(유효)기한 설정을 위해 각 구성품에 대한 안정성 시험 자료가 요구됩니다.

추가로 첨부용제 혼합 후 사용시간까지의 안정성을 보장하기 위해 사용중 안정성(in-use stability)시험을 고려하시기 바랍니다.

Q21. 국내에서 승인받은 임상시험용의약품의 안정성 시험은 반드시 국내 기관에서 실시해야 하나요?

○ 임상시험용의약품의 안정성시험은 「의약품 등의 안전에 관한 규칙」 [별표1], [별표2], [별표 4의2] 등에 따라 임상시험용의약품 제조 및 품질관리 기준(GMP)에 적합한 제조소 및 시험실에서 안정성시험 등 품질시험을 수행하여야 합니다.

이에, 국내 뿐 아니라 국외 제조소에서 안정성시험을 수행하는 것은 가능하나 해당시험이 상기 GMP기준에 맞는 제조소에서 실시 될 수 있도록 관리하여야 함을 알려드립니다.

【관련 규정】

☞ 「의약품 등의 안전에 관한 규칙」 [별표1], [별표2], [별표 4의2]

< 핵산 및 펩타이드 기반 의약품 등 >

Q22. 개발 중인 의약품의 주성분은 핵산 종류의 압타머입니다. 압타머 치료제의 경우 1상 임상시험 승인 신청 시 기준 및 시험방법에 포함해야 하는 항목은 무엇인가요? 그리고 품질에서 특별히 고려해야 할 사항이 있는지요?

○ 「의약품 임상시험 계획 승인에 관한 규정」 (식약처 고시) 제5조제4항제3호에 따라 임상시험용의약품의 원료약품 및 그 분량, 제조 방법, 제조원에 관한 자료, 새로운 첨가제를 사용하는 경우 이에 대한 설명, 저장방법 및 사용(유효)기한 설정을 위한 안정성 관련 자료, 이미 알려진 물질과의 구조적 유사성에 대한 설명, 원료물질 규격(구조식, 물리화학적, 생물학적 특성 등) 또는 임상시험용의약품의 기준 및 시험방법 및 이에 따른 품질관리 결과 등이 포함된 자료를 제출하여야 합니다. 임상시험용의약품의 품질문서는 「의약품 임상시험 계획 승인에 관한 규정」 제5조 제4항제3호 및 [별표2]를 참고하실 수 있으며, 임상시험의 단계와 품목의 특성에 따라 제출하여야 하는 자료의 수준은 달라질 수 있습니다.

○ 원료의약품 및 완제의약품과 관련된 품질 정보는 핵산과 관련된 물리적, 화학적 및 생물학적 특성, 완제의약품의 구성, 제조 공정에 대한 설명, 품질·순도·안정성 등을 평가하는데 사용되는 분석 방법 등에 대한 정보가 필요합니다.

○ 압타머의 구조 및 기타 특성은 MALDI-TOF Mass sequencing(염기서열 확인), LC-MS(분자량 확인), NMR, UV, FT-IR(구조확인) 등 시험방법으로 확인하실 수 있습니다.

○ 특히, 의약품의 순도 기준은 제품 관련 성분의 특징, 양, 제품 관련 불순물, 공정 관련 불순물을 고려하여 적절하게 제품 관련 성분 및 불순물에 대한 개별적 및/또는 공통적 허용기준을 설정하여야 하며, 제제의 공정개발 시 관련 불순물의 관리에 대한 품질관리 계획 마련이 필요합니다. 따라서 제제개발 과정을 통하여 개발품목에 적합한 순도 기준 및 타당한 설정 근거 자료를 준비하여야 할 것으로 사료됩니다. ICH Q3A와 Q3B를 참고하실 수 있습니다.

○ 허가 시에는 의약품의 제조 과정 중 의도적 또는 비의도적으로 투입된 금속 불순물을 허용기준 이하로 관리해야 하며, ICH Q3D를 참고하실 수 있습니다. 그리고 제조 방법 중 사용하는 용매에 대해 잔류용매 기준을 설정하여 관리하는 것이 타당하며 이는 ICH Q3C를 참고하실 수 있습니다.

【관련 규정】

☞ 「의약품 임상시험 계획 승인에 관한 규정」 (식약처 고시) 제5조, [별표2]
☞ ICH 가이드라인 Q3A (신약 원료의약품 중 불순물)
☞ ICH 가이드라인 Q3B (신약 완제의약품 중 불순물)
☞ ICH 가이드라인 Q3C (불순물 : 잔류용매)
☞ ICH 가이드라인 Q3D (금속성 혼재물)

Q23. 합성 RNA 기반의 항암제를 개발 중입니다. 항암제의 경우에는 ICH Q3A와 Q3B에서 규정된 범위 이상의 불순물 허용이 가능한가요?

○ 항암제의 경우, ICH 가이드라인 Q3A 및 Q3B에서 규정한 불순물의 설정 한계를 초과하여 설정할 수 있습니다. 이러한 경우, 임상시험 계획 신청 및 품목허가 신청 시 정당한 사유가 제출되어야 하며, 치료 중인 질병, 환자 집단, 모약물의 특성 (약리학적 특성, 유전독성, 발암 가능성), 치료 기간, 불순물 감소가 제조에 미치는 영향이 이에 포함될 수 있습니다.

【관련 규정】

☞ 「원료의약품 유연물질 기준 가이드라인」 (민원인 안내서)
☞ 「완제의약품 유연물질 기준 가이드라인」 (민원인 안내서)
☞ ICH 가이드라인 Q3A (신약 원료의약품 중 불순물)
☞ ICH 가이드라인 Q3B (신약 완제의약품 중 불순물)

Q24. 핵산기반의약품을 개발 중입니다. 1/2a상 임상시험 단계에서 기준 및 시험방법 설정 등 품질에 대한 자료요건에 대해 문의드립니다.

○ 「의약품 임상시험 계획 승인에 관한 규정」(식약처 고시) 제5조제4항제3호에 따라 임상시험용의약품의 원료약품 및 그 분량, 제조방법, 제조원에 관한 자료, 새로운 첨가제를 사용하는 경우 이에 대한 설명, 저장방법 및 사용(유효)기한 설정을 위한 안정성 관련 자료, 이미 알려진 물질과의 구조적 유사성에 대한 설명, 원료물질 규격(구조식, 물리화학적, 생물학적 특성 등) 또는 임상시험용의약품의 기준 및 시험방법 및 이에 따른 품질관리 결과 등이 포함된 자료를 제출하여야 합니다. 임상시험용의약품의 품질문서는 동 고시 [별표2]를 참고하실 수 있습니다.

○ 핵산기반의약품의 원료의약품 및 완제의약품 제조 및 품질에 관한 자료는 아래 사항을 참고하여 개발 품목에 적합하게 기준규격을 설정하시기 바랍니다. 임상시험의 단계와 품목의 특성에 따라 제출하여야 하는 자료의 수준은 달라질 수 있습니다.

〈원료의약품〉

성상, 확인시험(분자량 및 시퀀싱), 함량, 순도(이중가닥, 단일가닥, 전체 불순물), 중금속, 유연물질, 잔류용매, 수분함량, 건조함량, pH, 엔도톡신, 미생물 한도 등

〈완제의약품〉

성상, 확인시험(분자량), 함량, 순도, 유연물질, 금속 불순물, pH, 삼투압, 무균, 엔도톡신, 불용성이물, 주사제의 불용성미립자시험, 주사제의 실용량시험 등

○ 참고로 제조방법 중 사용하는 용매에 대해 잔류용매 기준을 설정하여 관리하는 것이 타당하며, ICH Q3C를 참고하실 수 있습니다. 허가 시에는 의약품의 제조 과정 중 의도적 또는 비의도적으로 투입된 금속 불순물을 허용기준 이하로 관리해야 하며, ICH Q3D를 참고하실 수 있습니다.

【관련 규정】

☞ 「의약품 임상시험 계획 승인에 관한 규정」(식약처 고시)

Q25. 합성 펩타이드 원료의약품을 개발 중으로 원료의약품의 순도 기준을 만족하기 위해서는 더 많은 양의 합성이 필요하여 제조 기간이 길어집니다. 따라서 원료의약품의 순도 기준을 낮춰서 관리하고자 하는데 가능한지요?

❍ 의약품의 순도 기준은 제품 관련 성분의 특징, 양, 제품 관련 불순물, 공정 관련 불순물을 고려하여 적절하게 제품 관련 성분 및 불순물에 대한 개별적 및/또는 공통적 허용기준을 설정하여야 하며, 펩티드 제제의 공정개발 시 관련 불순물의 관리에 대한 품질관리 계획 마련이 필요합니다.

❍ 제제개발 과정을 통하여 개발품목에 적합한 순도 기준 및 타당한 설정 근거 자료를 준비하여야 할 것으로 사료됩니다.

【관련 규정】

☞ 저분자 합성펩타이드 의약품 품질평가 가이드라인 (민원인 안내서)

Q26. 합성 펩타이드 의약품을 제조하는 과정에서 DMSO를 사용할 경우 임상시험용 의약품의 품질 관리 기준은 반드시 ICH Q3C(R8)에 따라 5,000 ppm 이하로 관리해야 하는지요?

❍ 대한민국약전 일반정보「의약품 잔류용매 기준 가이드라인」에 따르면 DMSO는 분류 3에 해당하여 5000 ppm 이하로 관리하는 것이 바람직할 것으로 판단됩니다. 동 가이드라인에 따라 분류 3의 용매만 존재하는 경우라면 건조감량 등 비특이적 방법을 사용할 수 있으며 '잔류용매시험'을 대신하여 대한민국약전 일반시험법 '건조감량시험법'에 따라 기준을 0.5% 이하로 설정하여 관리할 수도 있습니다.

【관련 규정】

☞「의약품 잔류용매 기준 가이드라인」(민원인 안내서)

< 고분자 중합체 기반 치료제 >

Q27. 고분자 중합체를 주성분으로 하는 의약품을 개발 중에 있습니다. 최종화합물에 대한 함량 시험이 어려워 구성성분 중 일부에 대해서만 정량시험을 수행하는 것이 가능한지요?

○ 「의약품 임상시험 계획 승인에 관한 규정」 제5조에 따라 임상시험에서 사용하는 원료의약품 배치의 기준, 사용하는 시험 및 허용기준을 명시해야 하며 확인 및 함량 시험은 필수입니다.

○ 「의약품의 품목허가·신고·심사 규정」 제7조제2호나목 5)기준 및 시험방법에 관한 근거자료 가)에 따라 규격 설정근거 자료로서 시험항목에 대하여 시험방법, 시험방법 선택 이유, 시험조건 설정이유, 시험방법의 검증, 실측치, 기준치의 설정근거, 계산, 예 등에 대한 자료를 포함하며, 마)함량 시험에 따라 원료의약품 및 완제의약품의 함량 시험은 정밀성, 정확성, 직선성, 범위 등에 대하여 「대한민국약전」 중 의약품등 시험방법 밸리데이션 가이드라인 또는 공정서 등에 수재된 공인된 방법에 따라 자료를 제출하고, 시험법의 타당성에 대한 근거자료를 제출해야 합니다. 다만, 정량법을 설정할 수 없는 경우에는 그 구체적인 이유 및 설정하지 않아도 품질 확보에 지장이 없다는 근거자료가 필요합니다.

【관련 규정】

☞ 「의약품 임상시험 계획 승인에 관한 규정」 (식약처 고시)

☞ 「의약품의 품목허가·신고·심사 규정」 (식약처 고시)

Q28. 고분자 중합체의 경우 주성분의 중간체 및 최종화합물의 구조 규명이 어렵습니다. 중간체, 최종화합물에 대한 명확한 구조 규명 없이 일부 구성성분의 함량으로 최종화합물의 순도를 관리할 수 있나요?

○ 식약처 고시 「의약품의 품목허가·신고·심사 규정」 제7조제2호나목 '원료의약품에 관한 자료'에 따라, 다음의 자료를 제출하시기 바랍니다.

(원료의약품 구조 관련)

가) 주성분의 화학구조를 입증하는 자료

① 합성법으로 합성경로도 및 순도시험의 항목설정에 관련된 원료, 용매, 정제방법 등에 관한 자료

② 원소분석, 자외가시부 흡수스펙트럼, 적외선스펙트럼, 핵자기공명스펙트럼, 질량스펙트럼 등 화학구조의 특성에 관련한 자료와 그 고찰

③ 구조결정에 대한 화학적 데이터(유도체화 등)와 그 고찰

④ 광학이성체 등의 경우에는 그 입체 구조에 관련된 자료

나) 중합체 등과 같이 주성분의 구조 조성이 명확하지 않은 원료의약품은 가능한 한 물리·화학적 성질에 관한 자료*를 제출하고, 제조공정으로부터 균일한 조성 또는 역가를 가지는 의약품이 생산됨을 입증할 수 있는 자료

* 물리·화학적 성질에 관한 자료 : 성상, 용해도, 흡습성, 용액의 pH, 융점 및 열분석치, 해리정수, 분배계수 및 분배비, 결정다형, 선광도, 이성체(광학이성체 등), 기타

【관련 규정】

☞ 「의약품의 품목허가·신고·심사 규정」 (식약처 고시)

< 실시간 출하 시험 >

Q29. 의약품 설계기반 품질(QbD) 개념을 적용하여 신제품을 개발하고 있습니다. 실시간 출하 시험의 함량시험으로 공정 중 진행되는 NIR 방법을 도입하고 HPLC 방법을 백업 시험법으로 설정이 가능한지요? 그리고 안정성시험의 경우 HPLC 방법으로 수행해도 되나요?

○ 「의약품의 품목허가·신고·심사 규정」 제31조제4항 및 제5항에 따라 의약품 설계기반 품질(QbD) 적용 품목은 기존 최종 제품 시험을 통한 품질관리 방식이 아니라, 품질위험관리에 기반해 과학적·통계적으로 설정된 공정별 품질관리 방식을 통해 실시간 출하시험 및 출하가 가능합니다. 따라서 NIR에 의한 실시간 출하 시험 도입과 함께 HPLC 방법으로 설정이 가능합니다.

○ 다만, 출하 후 시험(안정성시험, 지속적인 공정 검증 등) 관리를 위해 기준 및 시험방법에 HPLC 시험법을 선택할 수 있도록 설정하고, 실시간 출하시험항목(NIR법)에 대한 시험주기(예. 검체를 취하는 시점 및 주기)에 대해 명시하시기 바랍니다.

○ 「의약품등의 안정성시험기준」 제3조제1항제5호에 따라 시험항목은 기준 및 시험방법에 설정한 전 항목을 원칙으로 하며, 시험항목을 생략할 경우에는 그 사유를 명확하게 기재하도록 되어 있습니다. 따라서 실시간 출하시험을 하는 항목의 경우 기준 및 시험방법에 설정해 놓은 별도의 시험법(HPLC법)으로 안정성시험 수행이 가능할 것으로 생각됩니다.

【관련 규정】

☞ 「의약품의 품목허가·신고·심사 규정」 (식약처 고시)

☞ 「의약품등의 안정성시험기준」 (식약처 고시)

2 안전성·유효성 관련 [비임상시험(약리)]

Q1. 개발품목이 기존에 없었던 새로운 작용기전의 신약일 경우 비임상시험 효력시험 시 비교 대조군을 어떻게 선정하는지요?

○ 효력시험 시 개발품목의 작용기전과 동일한 기전의 약물이 없다면, 기전이 다르더라도 동일한 질환의 치료제로 알려진 물질을 대조군으로 사용할 수 있으며, 적절한 대조군의 설정이 불가능한 경우에는 위약(placebo)으로 선정 가능합니다.

Q2. 개발 품목의 효력시험 자료는 SCI급 논문으로 제출이 가능한가요? 가능하다면, 논문에 꼭 들어가야 할 내용에 대하여 문의드립니다.

○ 「의약품의 품목허가·신고·심사 규정」 제7조제5호 및 제7조제6호에 따라, 과학논문 인용색인(Science citation Index)에 등재된 전문학회지에 게재된 자료를 심사자료 요건 중 하나로 인정하고 있으며, 이 경우 그 내용을 검토하여 타당성이 인정되어야 합니다. 참고로, 동물 유효성 시험(효력)을 기존 연구 논문으로 사용하기 위해서는 연구 논문에서 사용한 물질이 귀사 개발품목과 동일한 물질인지가 우선 입증되어야 할 것으로 사료됩니다.

○ 효력시험은 최종 효능효과를 뒷받침할 수 있어야 하고, 효과 발현의 작용 기전이 확인되어야 합니다. 효능 시험은 연구목적에 따라 적절한 시험계를 설정하고, 현재 수준의 과학적 근거(연구자료, 논문 등)에 기반하여 설정하시면 됩니다.

【관련 규정】

☞ 「의약품의 품목허가·신고·심사 규정」 (식약처 고시)

Q3. 기허가 물질의 유도체로서 적응증이 다른 제품으로 개발 중입니다. CTD 비임상 시험자료 목록 중 2차 효력시험은 어떤 자료인지요? 그리고 별도의 논문으로 제출되어야 하는지요?

❍ 2차 효력시험은 시험물질의 예측 치료 표적과 관련되지 않은 작용 기전 및 영향에 관한 시험을 말합니다. 1차, 2차 효력시험은 때때로 일반약리시험의 일부로 여겨지며, 개발하시고자 하는 약물의 특성에 맞게 2차 효력시험을 실시하는 것이 바람직합니다.

❍ 「의약품의 품목허가·신고·심사 규정」(식약처 고시)제7조제5호에 근거, 약리작용에 관한 자료 중 안전성약리시험을 제외한 효력, 일반약리, 흡수분포대사배설, 약물상호작용 등 시험결과는

- 대학 또는 연구기관 등 국내외 전문기관에서 시험한 것으로서, 기관의 장이 발급하고 그 내용(이 경우 연구기관의 시험시설개요, 주요설비, 연구인력의 구성, 시험자의 연구경력 등이 기재되어야 함)을 검토하여 타당하다고 인정할 수 있는 자료

- 당해 의약품의 허가국에서 허가신청 당시 제출되어 평가된 모든 약리시험자료로서 허가국정부(허가 또는 등록기관)가 제출받았거나 승인하였음을 확인한 것 또는 이를 공증한 자료

- 과학논문인용색인(SCI)에 등재된 전문학회지에 게재된 자료로 제출이 가능합니다.

【관련 규정】

☞ 「의약품의 품목허가·신고·심사 규정」(식약처 고시)

Q4. 임상 신청을 위한 자료로서, 일반약리시험과 안전성약리시험 중 둘 중 하나만 수행하면 되나요?

❍ 약리작용에 관한 자료 중 안전성약리시험자료로 일반약리시험을 갈음할 수 있습니다. 안전성약리시험은 임상시험을 시작하기 전, 의약품이 필수 장기 기능(심혈관계, 호흡기, 중추신경계 포함)에 미치는 영향을 평가해야 하고 그러한 평가는 일반독성시험에 포함시킬 수 있습니다. 이러한 필수시험은 일반적으로 인체노출 이전에 ICH 가이드라인 S7A 및 S7B에 의거하여 수행되어야 합니다. 필요하다면 안전성약리시험의 추가 및 추적시험은 추후 임상개발단계에서 실행할 수 있습니다.

【관련 규정】

☞ ICH 가이드라인 S7A, S7B

Q5. 인체유래 내인성 물질을 주성분으로 의약품을 개발하는 경우 안전성약리시험 자료의 면제가 가능한가요?

❍ 내인성 물질이라는 이유만으로 해당 자료의 제출이 면제되지 않으나, 개발 약물의 약리학적 특성, 기관이나 조직의 분포 정도, 치료범위의 용량/농도, 독성시험자료 등에 근거하여 과학적으로 타당한 면제 사유가 제시되는 경우 고려될 수 있습니다.

Q6. 안전성약리시험에서 심전도(ECG)항목은 필수인가요?

○ 임상시험을 시작하기 전, 의약품이 필수 장기 기능(심혈관계, 호흡기, 중추신경계 포함)에 미치는 영향을 평가해야 하고 그러한 평가는 반복투여독성시험 수행 시 심혈관계 기능으로 혈압, 심박수, 심전도, 체온, 좌심실압 등을 측정하여 평가할 수 있습니다.

Q7. 개발과정에서 원료의약품의 결정형이 변화되는 경우 비임상시험을 다시 해야 하는지요?

○ 원료의약품의 결정형 및 입자도 변화가 물리화학적 특성의 차이(용해도, 안정성 등의 차이)로 이어져 물질의 독성 및 약리작용의 결과에 영향을 미칠 수준으로 예상된다면, 추가적인 비임상시험 수행, 임상시험계획 변경 등이 고려되어야 합니다.

Q8. PK/PD 시험은 GLP기관에서 반드시 수행해야 하는지요?

○ 「의약품의 품목허가·신고·심사 규정」(식약처 고시) 제7조 제4호 및 제5호에 따라 독성시험 및 안전성약리시험 중 필수시험(Core battery 시험: 중추신경계, 심혈관계, 호흡기계 시험)의 경우는 GLP 기관에서 수행해야 합니다.

그 외의 비임상시험(예: 흡수·분포·대사 및 배설시험 등)은 반드시 GLP 기관에서 수행하도록 규정하고 있지 않습니다.

【관련 규정】

☞ 「의약품의 품목허가·신고·심사 규정」(식약처 고시)

Q9. 생체 내에서 상호전환이 빠른 부분이성질체의 혼합물인 경우, 비임상시험 및 임상시험시 고려해야 할 사항이 있을까요?

○ 일반적으로 광학이성질체 물질로서 의약품 개발 시 몇가지 예외적인 사례를 제외하고는 개별적으로 분리하여 단일 이성질체의약품으로 개발하는 것이 바람직합니다. 부분입체이성질체 혼합물의 경우 서로를 별개의 약물로 간주하고 개별적으로 분리해서 개발되어야 하나, 혼합물로서 개발이 진행되기 위해서는 생체내 상호전환이 일어나는 경우 등 개발중인 의약품이 단일 광학이성질체가 아닌 라세미체로서 개발될 수 밖에 없는 과학적 근거가 뒷받침 되어야 합니다.

생체 내 상호전환이 일어나는 부분입체이성질체의 혼합체로서의 약리, 독성, 약동/약력학적 특성 뿐아니라 각 이성질체에 대한 특성이 규명되어야 하며, 특히 각 이성질체가 서로 다른 약리효과 또는 독성을 나타낼 수 있으므로 이에 대한 규명이 선행되어야 합니다.

또한 생체 내 전환이 빠른 경우, 비임상 및 임상시험에서 두 개의 이성질체의 약동학적 프로파일이 서로 같거나, 이성질체의 혈중농도가 고정된 비율을 유지함을 입증하여야 합니다. 추가적으로, 비임상 및 임상시험에서 두 개의 이성질체의 혈중농도 비율이 종간 차이를 보인다면, 대사효소차이 등 원인을 규명할 필요가 있을 수도 있습니다.

【관련 규정】

☞「광학이성질체 의약품 가이드라인」(민원인 안내서)

Q10. *In vivo* ADME 시험 수행 시 방사성 물질로 표지된 화합물만을 사용해야 하나요?

○ *In vivo* ADME 실험 시, 반드시 방사성 동위원소를 표지하여 시험을 수행해야 하는 것은 아니며, 개발제품의 특성에 맞게 표지 물질을 사용할 수 있습니다. 다만, 약동학 평가는 혈중농도-시간곡선하면적(AUC), 청소율(clearance), 최고혈중농도(C_{max}), 최고혈중농도 도달시간(T_{max}), 분포용적(V_d) 및 소실반감기($t_{1/2}$) 등의 약동학적인 특성을 확인할 수 있어야 합니다.

ADME 시험결과는「의약품 임상시험 계획 승인에 관한 규정」(식약처고시) 제5조 제4호,「의약품의 품목허가·신고·심사 규정」(식약처고시) 제7조제5호에 따른 적합한 분석방법과 밸리데이션이 포함된 자료로 제출이 가능함을 알려드립니다.

【관련 규정】

☞「의약품 임상시험 계획 승인에 관한 규정」(식약처고시)

☞「의약품의 품목허가·신고·심사 규정」(식약처고시)

Q11. 자사시험(In-house)으로 진행한 대사체(metabolite)의 프로파일 자료를 임상시험계획 신청 시 제출가능한지요?

○「의약품의 품목허가·신고·심사 규정」(식약처 고시) 제7조, 5. 약리작용에 관한 자료 가. 일반사항 1)에 따라 대학 또는 연구기관 등 국내외 전문기관에서 시험한 것으로서 기관의 장이 발급하고 그 내용을 검토하여 타당하다고 인정할 수 있는 자료인 경우 가능합니다.

【관련 규정】

☞「의약품의 품목허가·신고·심사 규정」(식약처 고시)

Q12. 단일 이성질체 물질로 신약 개발 시 이성질체 간의 상호전환 여부 평가(*in vivo* 및 *in vitro*) 시 고려 사항은 무엇인가요?

❍ 단일 이성질체 물질로 신약 개발시 약력학/약동학 평가(체내 분포 및 소실속도 등)를 통해 이성질체 간의 상호전환 여부를 확인할 수 있으며 각 시험은 효과 발현의 작용기전에 따라 현재 수준의 과학적 근거(연구자료, 논문 등)에 기반하여 적절한 시험법으로 진행이 가능합니다.

Q13. CTD 비임상시험자료 목록 중 약력학적 약물상호작용 시험은 어떤 자료 인지요?

❍ 약력학적 상호작용은 병용투여한 약물의 효과가 상가(additive)/상승(synergy) 또는 길항(antagonistic)적일 때, 혹은 병용약물이 탐색약물에 대한 조직의 민감성/ 반응성을 변화시킬 때 반응하는 현상입니다. 약력학적 약물상호작용을 예측하기 위해서는 개발약물의 치료효과를 나타내는 주요 약리학적 효과, 잠재적인 2차 약리학적 효과를 입증 후 관련된 약물과의 상호작용 연구 평가가 필요합니다. 자세한 사항은 '약물상호작용연구 및 표시기재 가이드라인(민원인 안내서)'을 참고하시기 바랍니다.

❍ 약물상호작용 등에 관한 자료는 「의약품의 품목허가·신고·심사 규정」 (식약처 고시) 제7조제5호 가.에 적합한 자료로 제출이 가능합니다.

- 병용요법에 사용된 약물 또는 다른 약물과 병용투여될 가능성이 높은 약물에 대한 비임상-약리학, -독성학 및 –약동학 연구 결과를 바탕으로 상호작용의 발생 가능성과 약물의 임상적 안전성·유효성에 대한 영향을 고려하실 수 있으며, 약물상호작용연구에 대한 자세한 사항은 '약물상호작용연구 및 표시기재 가이드라인(민원인 안내서)'을 참고하시기 바랍니다.

【관련 규정】

☞ 「약물상호작용연구 및 표시기재 가이드라인」 (민원인 안내서)

Q14. 비임상 독성 시험 계획서는 어떻게 작성해야 할까요?

❍ 비임상 시험 중 독성시험 및 안전성약리시험 중 필수시험(Core battery 시험: 중추신경계, 심혈관계, 호흡기계 시험)의 경우 「의약품의 품목허가·신고·심사 규정」(식약처 고시) 제7조 제4호 및 제5호에 따라 비임상시험실시기관 (GLP 기관)에서 수행해야 합니다.

GLP 기관은 약사법 제34조의3, 의약품 등의 안전에 관한 규칙 제37조에 따라 식품의약품안전처장의 지정을 받은 기관으로서 비임상시험관리기준(식약처 고시)에 따라 비임상시험을 실시하며, 시험계획서는 동 고시 제28조(시험계획서의 내용)에 따라 작성되어야 합니다.

【관련 규정】

☞「의약품의 품목허가·신고·심사 규정」(식약처 고시)

☞「비임상시험 관리 기준」(식약처 고시)

☞「비임상시험 관리기준 해설서」(민원인 안내서)

Q15. 병용투여제(개발물질+기허가의약품)개발 시, 신물질 단독효능은 관찰 되지 않고, 기허가 의약품과 병용 투여 시 효능이 관찰될 경우 병용투여 효능자료 외에 단독효능자료가 반드시 필요한가요?

❍ 병용투여 시 신약물질의 단일제제에 대한 효력 및 병용요법에 대한 효력시험이 수행되어야 합니다. 이때, 동일 시험계에서 단독군 (개발물질, 기허가의약품)과 병용군 (개발물질+기허가의약품)의 효과가 비교평가 되어야 합니다.

❍ 효력시험의 설계에 있어, 작용기전이 비슷한 다른 약물 (양성대조약물)과의 비교 (선택성, 역가, 효력 등)가 이루어질 수 있도록 하여 이를 통해 임상에서의 예측성을 높일 수 있도록 시험계, 대조군 선정 등을 다각적으로 고려하시기 바랍니다.

Q16. 병용투여제(개발물질 + 기허가의약품)개발 시, 동물대상 약물 상호작용 시험을 수행해야하나요?

○ 기허가의약품 및 병용투여제(개발물질+기허가의약품)어 대해 각각의 흡수·분포·배설·대사 자료가 요구되며 약물상호작용 (DDI)에 대한 자료로서 *in vitro* CYP450 평가와 함께 병용투여에 대한 약동학 시험도 함께 수행되어야 합니다.

Q17. 항암제로 개발하고 있는 신물질은 단독 항암효과는 약하고, 기허가 항암제와 병용투여 시 높은 암세포 사멸효과를 보여 병용투여제로 개발중입니다. 이러한 경우 신물질의 효과가 없는 것에 대한 비활성자료를 제출하여야 하나요?

○ 개발 중인 신물질의 단독 투여 시 항암효과가 전혀 나타나지 않는 경우, '항암효과 비활성'에 대한 물질의 약리학적 특성 입증이 필요할 수 있으며, 적절한 생체 내(*in vivo*) 및 생체 외(*in vitro*) 시험 설계를 통해 단독 또는 병용 시의 항암효과에 대하여 입증하는 효력시험을 수행하시면 될 것으로 판단됩니다.

Q18. 항암제의 경우에도 안전성약리시험을 수행해야하나요?

○ '항암제 비임상시험 가이드라인'에 따라 안전성약리시험은 의약품의 치료용량 범위 및 그 이상의 용량으로 노출시켰을 경우 생리적 기능에 나타날 수 있는 바람직하지 않은 잠재적 약력학적 효과를 평가하기 위한 시험으로, 특히 필수 장기 기능(심혈관계, 호흡기계, 중추신경계 포함)에 미치는 영향을 평가하게 되며, 항암제의 경우 일반독성 시험에 포함시켜 수행할 수 있습니다.

○ 안전성 약리시험은 ICH S7A에 따라 다음이 고려되어야 함을 참고하시기 바랍니다.

1) 중추신경계

중추신경계에 대한 시험물질의 영향은 운동성, 행동의 변화, 운동 협조성, 감각기관/운동신경의 반사반응과 체온 등을 평가해야 합니다.

2) 심혈관계

시험물질이 심혈관계에 미치는 영향은 혈압, 심박수, 그리고 심전도를 측정해야 하며 재분극과 전도 이상에 대한 측정법을 포함하는 생체 내, 시험관 내 및/또는 생체 외 평가를 실시해야 합니다.

3) 호흡기계

시험물질의 호흡기계에 대한 영향은 호흡률과 기타 호흡기능의 측정을 평가해야 합니다. 이 경우 동물의 임상적 관찰은 일반적으로 호흡기능을 평가하는데 적절하지 않으므로 적절한 방법을 이용하여 정량화해야 합니다.

【관련 규정】

☞「항암제 비임상시험 가이드라인」(민원인 안내서)

☞「ICH S7A」

Q19. 면역항암제의 초기임상을 위한 비임상 흡수·분포·대사·배설 시험 제출 범위와 제출시기는 어떠한지요?

❍ 「항암제 비임상시험 가이드라인」에 따라 비임상시험에 사용되는 동물 종에서의 한정된 약동학 지표(예: 최고혈중농도(Cmax), 혈중농도곡선하면적(AUC), 반감기(half-life))의 평가는 1상 임상시험 시 투여용량 선정, 일정 및 용량증가에 이용될 수 있습니다. 동물에서 의약품 흡수·분포·대사·배설에 관한 추가적인 정보는 「의약품 비임상시험 가이드라인」에 따라 임상 진행에 맞춰 제출할 수 있습니다.

❍ 「의약품 비임상시험 가이드라인」에 따라 동물 및 사람에 대한 시험관내 대사 및 혈장단백 결합자료와 반복투여 독성시험에 사용된 동물 종에서의 전신 노출자료는 임상시험이 시작되기 전에 평가되어야 합니다.

❍ 시험 종에서 약동학(PK)에 대한 심층정보(예: 흡수, 분포, 대사, 배설)와 잠재적인 약물 상호작용과 연관된 시험관 내 생화학적 정보는 다수의 피험자에게 노출시키거나 장기간 투약을 수행하기 전에(일반적으로 3상 이전에) 확인 가능해야 합니다.

【관련 규정】

☞「의약품 비임상시험 가이드라인」(민원인 안내서)

☞「항암제 비임상시험 가이드라인」(민원인 안내서)

Q20. 항암제 개발 시 대사체에 대한 별도의 비임상시험을 수행해야 하는지요?

○ 「의약품의 비임상시험 가이드라인」에 따라 사람 대사체의 비임상적 특성 규명은 그 대사체가 총 약물 관련 노출량의 10%보다 더 많거나 독성시험에서 관찰된 최대노출량보다 사람에서의 수치가 유의하게 높을 경우에 요구됩니다. 그러한 연구는 임상 3상을 뒷받침하기 위해 수행되어야 합니다.

○ 「다만 진행성 암환자를 대상으로 하는 경우,「항암제 비임상시험 가이드라인」에 따라 인체내에서 확인된 대사산물에 대해서 일반적으로 별도의 평가가 요구되지 않습니다.

【관련 규정】

☞「의약품의 비임상시험 가이드라인」(민원인 안내서)

☞「항암제 비임상시험 가이드라인」(민원인 안내서)

Q21. 개발 중인 신물질의 항암제를 기허가 항암제와 병용요법으로 사용하고자 할 경우, 안전성 약리 시험도 병용투여가 필요한가요?

○ 안전성 약리 시험의 경우 단독 및 병용투여에 대한 비임상시험 결과를 바탕으로 병용투여에 따른 상가적 (additive) 영향 등의 평가가 근거가 되어, 병용투여 시 추가 안전성약리시험 평가 필요성이 없다면 반드시 요구되지는 않습니다.

○ 참고로, 효력시험의 경우 동일 시험계에서 단독군 (기허가의약품, 개발물질)과 병용군 (기허가의약품+개발물질)의 효과를 함께 비교 평가 (선택성, 동일 효과에 대한 용법·용량 차이 등)할 수 있도록 설계하며, 약동학 시험의 경우 단독 투여 대비 병용투여 시의 약동학 특성을 평가하여, 임상시험에서 적용할 최적의 투여 방법(투여 간격, 투여 주기, 투여량 등)을 선택할 수 있도록 다각적으로 고려하시기 바랍니다.

Q22. 점안제 개발시 흡수·분포·대사·배설 자료, 점안 투여경로 외 전신 투여경로의 약동학(PK) 평가가 필요한지요?

○ 적절한 투여경로(점안 및 전신 노출 투여경로)를 적용하여 해당 약물에 대한 흡수·분포·대사·배설에 관한 특성을 평가할 수 있는 자료가 필요할 것으로 사료됩니다.

3 안전성·유효성 심사 관련 [비임상시험(독성)]

Q1. 단회투여독성시험은 DRF (Dose Range Finding) 시험 결과로서 갈음이 가능한지요?

○ 「의약품등의 독성시험기준」 (식약처 고시) [별표1]에 따라 단회투여독성시험은 2종 이상(설치류, 비설치류) 시험결과를 제출하여야 하며, 비설치류의 경우 반복투여 독성시험의 적정용량 설정을 위하여 실시하는 예비시험을 단회투여독성시험으로 인정 가능합니다.

【관련 규정】

☞ 「의약품등의 독성시험기준」 (식약처 고시) [별표1]

Q2. 단회독성시험 또는 DRF (Dose Range Finding)에서 초회 용량을 어떻게 설정해야 할지요?

○ 의약품 개발 시 독성에 관한 자료를 제출하는 목적은 시험물질의 독성징후, 표적장기 및 나타나는 유해영향 (독성)의 성차, 시험물질에 의한 영향에 대한 가역성 (회복여부)을 확인하고, 최대무독성용량 및 임상시험에서의 투여용량 설정을 위한 정보를 확인하기 위하여 실시하는 것입니다.

○ 따라서 단회투여독성시험의 용량 설정 시에는 독성 증상을 명확히 관찰하기에 적절한 용량 단계를 설정하며, 초기 용량은 최대내성용량 및 최대무작용량 등이 포함될 수 있도록 고려하여 설정하는 것이 필요합니다.

Q3. 비임상 시험 전 예비 독성시험을 실시하는 이유는 무엇인가요?

○ 독성 예비 시험은 독성 발현 여부, 독성 발현 기작, 약품의 약리작용과의 연관성 등에 관한 정보를 확인하기 위한 시험으로 본 시험 (비임상 독성시험, GLP 수행)에 대한 효율성을 높일 수 있습니다. 예비 시험은 본 시험과는 달리 non-GLP 기관에서 수행할 수 있기 때문에 독성시험의 목적에 따라 다양하게 실시하여 다양한 정보를 얻을 수 있습니다.

○ 예를 들어, 반복투여독성시험에서 3개월 이상의 반복투여독성시험(본시험)을 실시하는 경우 적절한 용량을 확보하기 위한 2주 혹은 4주 반복 예비 독성시험 (DRF, dose range-finding study)을 실시하여 본 독성시험에서 파악해야 하는 시험물질의 독성 용량 정보(예. Maximum Tolerated Dose; MTD, No Observed Adverse Effect Level; NOAEL 등)를 미리 예상할 수 있습니다. 본 독성 시험에서는 어떠한 독성 변화가 인정되는 용량과 독성변화가 인정되지 않는 용량을 포함하여 용량반응 단계가 보이도록 용량단계를 설정하는 것이 바람직하며, 예비시험의 결과를 충분히 고려하여 용량을 설정할 필요가 있습니다.

○ 또한, 독성동태시험에서 시험물질의 전신 노출도 및 전구물질(pro-drug) 또는 활성 대사체 등에 대한 연구 및 반복 투여에 따른 효소 유도나 억제, 혹은 약물수송체의 변화에 따른 시험물질의 분포 및 배설의 변화 이를 통한 혈중 농도의 양상에 대한 정보 등도 예비시험을 통하여 사전에 확인할 수 있습니다.

【관련 규정】

☞「의약품 비임상시험 가이드라인」(민원인 안내서)

☞「의약품 등의 독성시험 기준」(민원인 안내서)

☞「의약품 비임상시험 가이드라인 질의응답집」(민원인 안내서)

Q4. 비임상 독성시험의 고용량을 어떻게 설정하는지요?

○ 독성시험의 고용량 선택에 대해서는 「의약품 비임상시험 가이드라인」, 「의약품 비임상시험 가이드라인 질의응답집」에서 자세히 안내하고 있습니다.

○ 일반적으로 임상적 전신 노출에 대한 50배의 노출한계 용량이 급성 및 반복독성시험을 위한 최대용량으로 허용될 수 있으며, 이 외에도 설치류 및 비설치류에서의 급성, 아만성, 만성독성시험의 한계용량으로 1000 mg/kg/day을 사용할 수도 있습니다.

【관련 규정】

☞ 「의약품 비임상시험 가이드라인」 (민원인 안내서)

☞ 「의약품 비임상시험 가이드라인 질의응답집」 (민원인 안내서)

Q5. 반복투여독성시험 시 투여량은 어떻게 설정하는지요?

○ 시험물질을 시험동물에 투여하였을 때 독성이 나타나지 않는 최대용량인 최대무독성용량 (NOAEL), 약리학적 활성용량(PAD), 임상시험 시 예측 용량 등을 고려하여 용량 단계를 설정할 수 있으며, 최대내성용량 및 최대무작용량 등을 포함하여 용량반응관계가 나타날 수 있도록 설정하시기 바랍니다.

Q6. 일반독성시험에서 비설치류 동물로 미니피그 사용이 적절한지요?

❍ 반복투여독성시험의 시험동물은 2종 이상을 사용하여야 하며, 그 중 1종은 설치류, 1종은 토끼를 제외한 비설치류로 시험을 수행하여야 합니다.

❍ 일반적으로 비설치류로 많이 사용되는 개, 원숭이가 아닌 미니피그를 사용하고자 하는 경우, 시험동물이 독성학적으로 적절한 동물 종임을 설명하는 자료를 바탕으로 독성시험을 수행할 수 있을 것으로 사료됩니다.

【관련 규정】

☞ 「의약품등의 독성시험기준」 (식약처 고시)

Q7. 일반독성시험 중 설치류의 단회투여 및 반복투여독성시험 자료가 있다면, 비설치류에서의 독성시험이 면제될 수 있는지요?

❍ 단회·반복투여독성시험의 경우, 「의약품등의 독성시험기준」 (식약처 고시) [별표1] 단회투여독성시험 및 [별표2] 반복투여독성시험에 따라 시험동물 2종 이상을 사용하여야 하며, 그 중 1종은 설치류, 1종은 토끼를 제외한 비설치류로 수행하여야 합니다.

【관련 규정】

☞ 「의약품등의 독성시험기준」 (식약처 고시) [별표1], [별표2]

Q8. 개발 약물은 환자에게 2주간 투여를 예상하고 있습니다. 이 경우 반복투여 독성시험은 몇 개월 자료를 준비해야 하나요?

○ 반복투여독성시험 기간은 「의약품등의 독성시험기준」 [별표 2]에 따라 임상시험에서 약물투여기간이 최대 2주인 경우 임상시험 수행을 위해 권장되는 반복투여 독성시험 기간은 최소 2주, 허가신청을 위한 반복투여 독성시험의 최소 투여기간은 1개월 자료를 제출하여야 합니다. 아래 표를 참고하시기 바랍니다.

* 임상시험을 위한 반복투여독성시험의 최소 투여기간

임상시험기간 중 약물투여기간	최소 투여기간	
	설치류	비설치류
~2주	2주	2주
2주~6개월	임상시험 중 약물투여기간	임상시험 중 약물투여기간
〉6개월	6개월	9개월

* 허가신청을 위한 반복투여독성시험의 최소 투여기간

임상시험기간 또는 임상사용예상기간	최소 투여기간	
	설치류	비설치류
~2주	1개월	1개월
~1개월	3개월	3개월
~3개월	6개월	6개월
〉3개월	6개월	9개월
약물투여기간에 상관없이 특히 필요하다고 인정되는 경우	6개월	9개월

【관련 규정】

☞ 「의약품등의 독성시험기준」 (식약처 고시)

Q9. 개발 성분에 대해 독성동태시험이 별도로 수행되었습니다. 이 경우 반복투여 독성시험에서 설치류, 비설치류의 독성동태시험을 수행해야 하는지요?

❍ 「의약품등의 독성시험기준」 [별표2]에 따라, 반복투여독성시험 계획에 적절히 독성동태시험을 포함하여 시험하실 수 있습니다. 이미 독성동태시험을 별도로 수행한 경우, 반복투여독성시험에 독성동태시험을 반드시 포함하여 실시할 필요는 없으나, 동일한 실험 조건 수행 여부 등을 고려하여 독성시험 결과 해석 등에 유의하여 진행하시기 바랍니다.

【관련 규정】

☞ 「의약품등의 독성시험기준」 (식약처 고시)

Q10. 단회 및 반복독성시험의 동물종은 반드시 설치류/비설치류 2종을 수행하여야 하는지요?

❍ 「의약품등의 독성시험기준」에 따라 단회투여독성은 시험동물 2종 이상(설치류 1종 및 토끼를 제외한 비설치류 1종)에 대해 적어도 2개의 투여경로로, 반복투여독성은 원칙적으로 임상적용 경로에서 2종(설치류 1종 및 토끼를 제외한 비설치류 1종) 이상에 대해 실시해야 합니다. 다만, 타당성이 인정되는 경우 제품의 특성을 감안하여 감수성 있는 동물종만 수행할 수 있으나 과학적인 근거자료와 함께 타당성을 입증하여야 합니다.

【관련 규정】

☞ 「의약품등의 독성시험기준」 (식약처 고시)

Q11. 반복독성시험 수행 시 독성동력학 평가 수행이 필요한가요?

○ 반복투여 독성동태 시험을 통해 시험물질의 노출도, 용량단계 및 시간 경과와의 상관성을 제시하시기 바랍니다.

Q12. 약력학적 반응을 보이는 관련 동물종이 1종류만 있을 경우에도 생식발생 독성시험 중 배태자 발생시험의 동물 종을 설치류로 랫드, 비설치류로 토끼를 선정하는 것이 적절한지요?

○ 「의약품등의 독성시험기준」(식약처 고시)에 따르면 배·태자 발생시험의 동물은 보통 2종을 사용하며 다른 종에 비해 경험이 많이 축적되어 있고 충분한 민감성을 나타내는 동물로서 설치류는 랫드, 비설치류는 토끼를 사용하는 것이 일반적입니다. 만약 1종의 동물만 사용해야 할 경우에는 모든 약리학/독성학 프로파일, 약동학 결과 등 비임상 시험 결과 해석과 함께 이에 대한 타당성을 설명해야 합니다.

【관련 규정】

☞ 「의약품등의 독성시험기준」(식약처 고시)

Q13. 만약 개발하고 있는 의약품을 임부 및 수유부에 사용 금기로 용법을 결정한다면 생식발생독성시험에서 NOAEL 설정을 하지 않아도 될까요?

○ 생식·발생독성시험은 개발품목의 차세대 발생에 관한 안전성 정보를 충분히 파악하고 이를 통해 사람에 대한 노출을 잘 반영하고 생식·발생단계별 위험성을 명확하게 식별 할 수 있고자 하는 목적의 시험입니다. 그러므로 생식·발생독성시험 결과 임상용량에서 노출도 대비 안전역에 대한 확보 여부를 확인하기 위해서 최대무독성용량(NOAEL) 정보가 필요합니다. 출생전·후 발생 및 모체기능시험(seg3)에서 NOAEL 확정을 위한 시험이 필요할 것으로 판단됩니다.

Q14. 랫드, 마우스 대상 장기발암성 시험을 계획하고 있다면 단기 또는 중기 발암성시험은 장기 발암성시험에 포함되는 것으로 간주하여 생략할 수 있는지?

○ 일반적인 발암성시험의 투여기간은 랫드는 24개월 이상 30개월 이내, 마우스는 18개월 이상 24개월 이내로 하고, 투여는 1일 1회, 주 7회 투여함을 원칙으로 합니다. 설치류 시험계를 이용한 단기, 중기 발암성시험으로는 형질전환 설치류를 이용한 발암성시험, 설치류의 개시-촉진 모델을 이용한 발암성 시험(중기 발암성 시험법), 신생 설치류를 이용한 발암성시험법이 있으며, 이는 대체 방법에 해당하는 것입니다. 그러나 장기발암성 시험을 랫드와 마우스로 계획하고 계시다면 단기 또는 중기 발암성 시험을 진행하지 않아도 될 것으로 판단됩니다.

Q15. 개발 중인 의약품의 유전독성시험 중 Ames test 결과가 양성일 경우, 의약품으로서 개발이 가능한가요?

○ 유전독성시험은 시험물질이 유전자 또는 염색체에 미치는 상해작용을 검사하기 위한 시험으로, 「의약품등의 독성시험기준」 [별표4] 표준조합 1 또는 표준조합 2를 참고하여 *in vitro*/*in vivo*/비포유류 세포/포유류 세포 시험계에서 다양한 조합으로 실시해야 합니다. 따라서 일부 시험에서의 양성 결과만으로 개발 품목의 인체 유전독성 및 발암성 위험이 있다고 평가하기엔 충분하지 않습니다.

개발 물질에 대한 유전독성을 파악하기 위해, 양성으로 확인된 결과에 대한 해석(위양성 여부 평가) 등 충분한 고찰과 함께, 상기에 언급한 표준 시험법 등을 모두 조합한 유전독성시험 결과까지 종합적인 판단이 필요합니다.

【관련 규정】

☞ 「의약품등의 독성시험기준」 (식약처 고시)

Q16. 개발한 신물질(피하투여)과 기허가 의약품(정맥주사)과 병용투여 시, 비임상 시험의 투여방식에 대하여 문의드립니다.

○ 개발한 신물질 단독으로 약리 활성이 있으나 이것을 기허가 의약품과 병용투여하는 개발전략을 가지고 있는 경우, 우선 개발 신물질의 약리, 독성학적 특성을 파악하는 것이 중요하므로 개발 신물질 단독으로 비임상시험을 수행하여 약리, 독성 자료를 마련하는 것이 필요합니다.

○ 신물질과 기허가 의약품 병용투여 시 기허가의약품에 대한 독성 정보가 알려져 있다면 기허가 제품의 독성시험을 반드시 요구하지 않을 수 있습니다.

○ 다만 약리 시험 등을 통해 단독투여 대비 병용투여의 타당성을 증명해야 합니다.

여러 가지 경우(병용약물, 투여경로, 적응증 등)를 동시에 진행하기 보다는 개발한 신물질에 대한 적응증과 용법·용량 등의 방향성을 구체적으로 정하시고 단계적으로 범위를 넓혀나가시는 것이 좋을 것으로 생각됩니다.

Q17. 개발한 신물질(피하투여)과 기허가 의약품(정맥주사)과 병용투여에 대한 비임상시험 종료 후 적응증 확장 시, 단독제제(개발중인 신물질)의 비임상 시험 면제가 가능한가요?

❍ 개발 신약에 대한 독성평가가 우선 이루어져야 합니다. 일반적으로 비임상자료 중 독성시험자료는 임상 적응증에 따라 달리 요구되지 않습니다.

❍ 개발신약에 대해 노출도가 높은 투여경로(예: 정맥투여(I.V.))로 비임상시험을 모두 진행하여 자료를 준비해 놓으셔야 할 것으로 판단됩니다. 전신 노출이 가장 높은 투여경로에 대한 비임상시험을 수행하였을 경우, 개발 품목의 투여경로가 변경될 시 일부 시험 항목만 진행할 수 있습니다.

Q18. 개발 중인 신약은 임상 2상 진행 중이며 새로운 적응증에 대해 임상 1상(환자 대상, 단독투여)을 진행할 때 독성자료와 임상1a상 종료 후 임상 1b상(기허가의약품 병용투여)을 준비하는 경우 필요한 독성자료범위에 대해 문의드립니다.

❍ 임상 진행 중인 신약에 대한 독성시험은 이미 완료되었으므로, 각각(신약, 기허가 의약품)의 물질에 대한 독성자료는 구비되어 있을 것으로 사료됩니다. 병용에 대한 독성시험의 경우, 단독 독성, 병용투여를 고려한 비임상 약리 시험 결과 특이적인 소견이 없다면 반드시 요구되지는 않으나, 이에 대한 자료로서 항암 활성은 증가시키면서 사망률, 임상증상, 체중 등 독성지표가 증가되지 않음이 입증되어야 합니다.

Q19. 개발 중인 신물질의 항암제를 기허가 항암제와 병용요법으로 사용하고자 할 경우, 신물질의 단독 독성시험, PK시험 외에도 병용투여 시 독성시험, PK자료가 필요한가요?

❍ 병용투여에 대한 독성시험의 경우, 병용투여 시 항암 활성은 증가시키면서 사망률, 임상증상, 체중 등의 독성지표가 증가되지 않음을 입증하는 등 단독 및 병용투여 시의 효력 및 약동학 시험 결과 등의 비임상시험 결과 특이적인 소견이 없다면 반드시 요구되지는 않습니다.

❍ 다만, 개발하시는 신물질의 단독 투여에 대한 독성시험 이외에 병용하는 항암제와의 약물학적 상호작용, 독성 및 효력 측면에서의 상가적(additive) 영향을 평가할 수 있는 비임상시험은 수행되어야 합니다.

Q20. 항암제의 독성시험 시 회복군 설정이 필요할까요?

❍ 독성변화의 회복성(심각한 이상 반응이 가역적인지 비가역적인지 여부 판단 등)과 지연성 독성을 검토하기 위해 회복군을 두어 시험하는 것이 바람직합니다.

Q21. 항암제의 경우 반복독성시험 시 면역독성시험도 함께 수행하여야 하는지요?

❍ 대부분 항암제의 경우, 일반 독성시험 구성요소는 면역독성 가능성 평가 및 시판을 위한 입증자료로 충분하다고 판단됩니다.

Q22. 기허가 항암제에 핵산계열의 약물을 연결하여 항암제를 개발하고자 합니다. 이 경우 기허가 항암제의 독성자료로서 개발하고자 하는 항암제의 독성동태 자료를 대체할 수 있는지요?

○ 개발하고자 하는 항암제의 독성시험 면제여부는 개발약물의 흡수·분포 등 자료 및 인체투여량, 항암제의 기허가된 용량 등의 정보를 바탕으로 검토가 이루어져야 함을 알려드립니다.

Q23. 진행성 암환자 대상의 면역항암제 개발 시 비임상 독성시험 중 유전독성, 생식독성, 면역독성, 광독성 시험 모두 면제가 가능한가요?

○ 진행성 암환자를 대상으로 항암제 개발을 계획하는 경우 「항암제 비임상시험 가이드라인」을 참고하시기 바랍니다.

· 유전독성시험 : 진행성 암환자 치료를 위한 치료제의 임상시험에서는 필수적인 것은 아니나 시판을 위해서는 수행되어야 합니다. *in vitro* 시험이 양성인 경우, *in vivo* 시험은 필요하지 않을 수 있습니다.

· 배태자독성시험 : 임신하거나 임신 가능성이 있는 환자에서의 발생배아 및 태아에 대한 잠재적 위험요소를 평가하기 위해 실시합니다.

항암제의 품목허가 신청 시에는 배태자독성시험이 있어야 하나, 진행성 암환자 치료 목적의 임상시험을 뒷받침하기 위한 필수적 사항은 아닙니다.

대상 약물이 발생독성을 유발하는 것으로 알려진 군에 속하거나 일반독성시험에서 급속분열세포(crypt cell, 골수세포 등)를 표적으로 하는 유전독성이 있는 경우의 품목허가 신청 시 이 시험은 요구되지 않을 수 있습니다.

저분자 의약품의 경우, 배태자독성시험은 ICH 가이드라인 S5(R2)에 기술된 바와 같이 두 종에서 실시합니다. 배태자독성시험에서 배태자 치사율 또는 기형발생(teratogenicity)이 양성인 경우, 통상 두 번째 종에서의 확증연구는 필요하지 않습니다.

· 수태능(fertility) 및 초기 배아발생 시험 및 출생전후 독성연구 : 진행성 암환자 치료용 의약품의 임상시험이나 시판을 뒷받침하기 위해서 필요하지 않습니다. 의약품이 생식기관에 미치는 영향에 관한 일반적 독성 연구로부터 얻어진 정보는 수태능력 장애 평가의 근거로 사용되어야 합니다.

· 면역독성 : 대부분 항암제의 경우, 일반 독성시험 구성요소는 면역독성 가능성 평가 및 시판을 위한 입증자료로 충분하다고 판단됩니다. 면역조절항암제는 추가적인 종말점(endpoints)(예: 유세포 분석기에 의한 면역표현형) 평가가 시험계획에 포함될 수 있습니다.

· 광안전성시험 : 광독성 가능성에 대한 초기 평가는 의약품의 광화학적 특성(photochemical properties)과 해당 군의 다른 물질에 관한 정보를 토대로 1상 임상시험 전에 시행되어야 합니다. 이러한 평가에서 위험 가능성이 나타나는 경우, 외래 임상시험 기간 동안에는 적절한 보호조치를 취해야 합니다. 비임상 자료 및 임상 경험을 토대로 광안전성 위험을 적절히 평가할 수 없다면, 시판 전에 ICH 가이드라인 M3에서 제시하는 원칙에 따라 광안전성 평가를 제출하여야 합니다.

【관련 규정】

☞「의약품 임상시험 계획 승인에 관한 규정」(식약처 고시) [별표1]

☞「의약품등의 독성시험기준」(식약처 고시)

☞「의약품등의 약리시험기준」(식약처 고시)

☞「항암제 비임상시험 가이드라인」(민원인 안내서)

Q24. 항암제의 임상시험계획승인 신청 시 유전독성시험 자료를 제출해야 하는지요?

○ 진행성 암환자를 대상으로 개발을 계획하는 경우 「항암제 비임상시험 가이드라인」을 참고하시기 바랍니다.

○ 유전독성시험은 진행성 암환자 치료를 위한 치료제의 임상시험에서는 필수적인 것은 아니나 시판을 위해서는 수행되어야 합니다. *in vitro* 시험이 양성인 경우, *in vivo* 시험은 필요하지 않을 수 있습니다. 박테리아를 이용한 복귀돌연변이 시험에서 양성이면, *in vivo* 유전독성 시험이 요구되지 않습니다. 박테리아를 이용한 복귀돌연변이 시험에서 음성이나, *in vitro* 염색체 이상 시험(포유류 배양세포를 이용한 체외 염색체 이상 시험 또는 마우스 림포마tk+/- 시험) 결과가 양성이면, *in vivo* 유전독성 시험이 반드시 고려되어야 합니다.

【관련 규정】

☞ 「항암제 비임상시험 가이드라인」 (민원인 안내서)

Q25. 항암제 임상시험에서, 4주 반복독성 시험 결과를 근거로 임상 1/2상 시험의 투여 기간을 최대 2년으로 설정 가능한가요?

○ 중증 및 생명을 위협하는 악성종양으로서 유효한 치료법에 반응하지 않거나 내성을 보이거나 현 치료법으로 유익성이 불충분한 진행성 암환자를 대상으로 하는 임상시험의 경우, 「의약품 임상시험 계획 승인에 관한 규정」 제8조제7항1호에 해당하는 독성시험 기준에서 정한 반복투여독성시험의 최소 투여기간을 초과하여 최초임상시험 투여기간을 설정할 수 있습니다.

다만 이 경우, 현재 유효한 치료법에 반응하지 않거나 내성을 보이는 진행성 암환자를 대상으로 하여야 하며, 반복투여독성시험의 최소 투여기간을 고려하여 임상시험 동안의 독성 및 유익성에 대한 평가가 이루어질 수 있도록 계획하여야 합니다.

또한 품목허가 신청 전까지 임상시험기간 또는 임상사용 예상기간에 적합한 최소투여기간의 반복투여독성시험을 수행해야 하며, 진행성 암환자의 치료를 목적으로 하는 항암제의 경우, 3개월 이상의 반복투여독성시험 결과를 제출하는 것이 바람직합니다.

【관련 규정】

☞ 「의약품 임상시험 계획 승인에 관한 규정」 (식약처 고시)

☞ 「항암제 비임상시험 가이드라인」 (민원인 안내서)

Q26. 국소 투여 항암 주사제를 개발 중이며 전신적으로 노출되는 양이 매우 적을 것으로 예상되는 경우, 반복투여독성시험 면제가 가능한가요? 비임상시험을 수행하게 된다면 어떤 항목들을 해야하나요?

❍ 반복투여독성시험의 수행 관련, 국소독성시험은 투여부위의 자극을 평가하는 독성시험으로, 동 시험을 수행하였다 하더라도 개발 제품에 대한 전반적인 독성평가의 수행이 필요합니다.

❍ 개발 항암제의 비임상평가 관련 사항은「항암제 비임상시험 가이드라인」(민원인 안내서)을 통해 상세하게 안내하고 있으며, 개발 항암제가 특정 암환자(진행성 암환자 등)을 대상으로 하지 아니한 경우, 관련 고시 등에서 제시하고 있는 모든 비임상시험 항목을 자료제출 대상으로 고려하셔야 할 것으로 사료됩니다. 참고로 '진행성 암환자'란 중증 및 생명을 위협하는 악성종양이 있는 환자 집단을 의미하며, '진행성 암' 치료는 유효한 치료법에 반응하지 않거나 내성을 보이며, 또는 현 치료법이 유익성을 주지 못합니다. '진행성 암환자' 대상 초기 임상시험을 신청하는 경우라면, 임상시험 계획 승인에 관한 규정 제8조제7항1호에 해당하는 독성시험기준에서 정한 반복투여 독성시험의 최소 투여기간을 초과하여 임상시험 투여기간을 설정할 수 있습니다(다만 3상 임상시험 이전에 적합한 반복투여독성시험 수행 필요).

GLP 비임상시험 뿐만 아니라, 약물의 작용기전과 사용 예정 용법 · 용량 등에 대한 효력시험도 고려되어야 하며, 상세 내용은 관련 가이드라인(「항암제 비임상시험 가이드라인」(민원인 안내서))을 참고하시기 바랍니다.

【관련 규정】

☞「의약품 임상시험 계획 승인에 관한 규정」(식약처 고시) [별표1]

☞「항암제 비임상시험 가이드라인」(민원인 안내서)

Q27. 압타머 항암제 개발 시, 임상 신청 자료로서 광안전성 시험을 수행하여야 하나요?

○ 「의약품의 광안전성 평가 가이드라인[민원인 안내서]」에 따르면 일반적으로 펩타이드, 단백질, 항체약물결합체 및 올리고뉴클레오티드 제제에는 본 가이드라인이 적용되지 않습니다. 또한 약리활성 성분 혹은 첨가제에 대한 새로운 우려 요인이 없는 한 시판 제품도 본 가이드라인의 적용 대상이 아니므로 기허가의약품 또한 광안전성 시험을 필수적으로 해야 하는 것은 아닙니다. 면제 사유에 대한 고찰 자료를 제시하시면 될 것으로 사료됩니다.

【관련 규정】

☞「의약품의 광안전성 평가 가이드라인」(민원인 안내서)

Q28. 피부외용제를 개발 중으로, 비설치류 토끼를 이용한 단회, 반복투여독성시험 결과를 제출하여도 문제가 없을까요?

○ 「의약품등의 독성시험기준」 [별표1] 및 [별표2]에 따라 가능할 것으로 사료됩니다.

【관련 규정】

☞「의약품등의 독성시험기준」(식약처 고시)

Q29. 피부외용제를 개발 중으로, 단회투여 독성시험 시, 시험 동물 종과 투여경로에 대하여 문의드립니다. 적절한 자료가 뒷받침된다면 전신독성시험 투여경로로 정맥주사 대신 피하투여가 가능할까요?

○ 단회투여독성시험은 시험물질을 시험동물에 단회투여하였을 때 단기간 내에 나타나는 독성을 평가할 목적으로 「의약품등의 독성시험기준」 [별표1] 단회투여 독성시험에 따라 시험동물 2종으로 수행하여야 하며 원칙적으로 임상예정경로를 포함한 2가지 경로로 수행하여야 합니다.

○ 관련 고시에 따라 임상투여경로(Dermal)를 포함하여 전신독성(Systemic toxicity)에 대한 안전성을 확인 할 수 있는 투여경로는 정맥투여(IV)가 적절할 것으로 사료됩니다. 개발품목에 대하여 전신독성을 확인하기 위해 피하투여 경로로 시험하고자 할 경우, 독성시험에서 평가된 투여량, 목표조직(target site)에서의 농도, 피하투여경로로 투여시 전신노출 유무, 전신노출되는 경우 노출량, 임상노출량, 작용기전 등 충분한 근거자료를 제출하여야 할 것으로 사료됩니다.

【관련 규정】

☞ 「의약품등의 독성시험기준」 (식약처 고시)

Q30. 점안제 개발 시, 안점막자극시험으로 단회투여독성(점안투여)을 대체할 수 있는지요?

❍ 단회투여독성시험은 설치류 1종 및 비설치류 1종을 사용하여 평가하여야 합니다.

비설치류의 경우 토끼를 제외하는 것이 일반적이나 백신이나 피부 외용제 또는 타당한 근거가 제시되는 경우에는 토끼도 사용할 수 있습니다.

❍ 안점막자극시험은 시험물질이 안점막에 국소적으로 나타내는 자극을 검사할 목적으로 안점막 자극성(각막, 홍채, 결막손상)에 대해 평가하며, 시험동물은 원칙적으로 백색토끼를 사용합니다.

❍ 따라서 토끼를 포함한 설치류 1종, 비설치류 1종에서 단회투여독성시험을 수행하는 경우 안점막 자극성을 평가하는 항목을 같이 시험하실 수 있습니다.

【관련 규정】

☞ 「의약품등의 독성시험기준」 (식약처 고시)

4 안전성·유효성 심사 관련 [임상시험]

Q1. 임상 시험에서 필요한 조건과 자격기준, 절차 등 개발 과정에서 알아야 하는 조건이나 규정은 무엇인가요?

○ 「약사법」 제34조에 따라 의약품 등으로 임상시험을 하려는 자(연구자 임상시험 포함)는 식품의약품안전처장(이하 식약처장)의 승인을 받아야 합니다.

- 아울러, 시설, 전문인력 및 기구를 갖추어 정하는 바에 따라 식약처장의 지정을 받은 임상시험실시기관 또는 임상시험검체분석기관에서 임상시험을 실시하여야 합니다.

○ 의약품 임상시험 계획 승인 신청 시 제출 자료는 「의약품 등의 안전에 관한 규칙」 제24조1항에 따라, 동 규칙 [별지 제23호 서식] 임상시험계획 승인 신청서에 아래의 서류(전자문서 포함) 및 자료를 첨부하여 제출하여야 하며 상세 내용은 관련 식약처 고시, 민원인 안내서를 참고하실 수 있습니다.

1. 개발계획
2. 임상시험자 자료집
3. 별표1의 의약품 제조 및 품질관리기준 및 별표 4의 2의 임상시험용의약품 제조 및 품질관리기준에 맞게 제조되었음을 증명하는 서류 또는 자료

   * 임상시험계획 승인 신청 시 임상시험용의약품이 상기 제조 및 품질관리기준(GMP)에 적합하게 제조되었음을 증명하는 서류 또는 자료('의약품 등의 안전에 관한 규칙' 제24조제1항3호)를 제출하여야 하고, 이 자료는 '의약품 임상시험 계획 승인에 관한 규정'(식약처 고시) 제5조에 따라 제조 및 품질관리 적합판정서 등으로 갈음될 수 있음.

4. 임상시험용의약품 관련 제조 및 품질에 관한 자료
5. 비임상시험성적에 관한 자료
6. 시험약의 과거 임상적 사용경험에 관한 자료(제출할 수 있는 경우만 해당한다.)
7. 법 제34조의2제2항에 따른 임상시험실시기관, 임상시험검체분석기관, 시험자 및 수탁기관 등에 관한 자료
8. 임상시험 피해자 보상에 관한 규약
9. 시험대상자 동의서 서식
10. 임상시험계획서

【관련 규정】

☞「의약품 등의 안전에 관한 규칙」(총리령)

☞「의약품 등의 독성시험 기준」(식약처 고시)

☞「의약품 등의 약리시험 기준」(식약처 고시)

☞「의약품 임상시험 계획 승인에 관한 규정」(식약처 고시)

Q2. 임상시험계획승인 신청 시 제출 요건인 비임상시험 자료에 대하여 OECD 회원국에서 인정한 GLP 기관의 결과는 국내에서도 인정하고 있습니다. 만약 OECD 비회원 국가의 GLP기관에서 비임상 시험을 실시한 경우 인정받을 수 있나요?

❍ 의약품 임상시험계획 승인을 위해 제출된 비임상시험 자료 중, OECD 회원국에서 실시한 실태조사 결과* 해당 독성시험 분야가 비임상시험관리기준(GLP)에 적합한 경우 가능할 것으로 사료됩니다.

* 비임상시험실시기관이 OECD의 GLP를 준수하여 적합한 결과 - ①, ② 자료에 대해 한글 요약문(주요사항 발췌) 및 원문(영문)을 제출하신 후 제출자료(서류) 평가 및 현장 실태조사 결과를 종합하여 적합 여부에 대해 평가함을 알려드립니다. ①「의약품 임상시험 계획 승인에 관한 규정」제5조제4항제4호에서 규정한 '비임상시험성적에 관한 자료' ②「비임상시험관리기준」제4조에서 규정한 '비임상시험실시기관에 관한 자료'

❍ 보다 자세한 사항은 'OECD 비회원국 관련 해외 비임상시험자료 평가 방안'(http://www.mfds.go.kr〉알림〉공지〉OECD비회원국관련해외비임상시험자료평가방안알림)을 참고하시기 바랍니다.

【관련 규정】

☞「의약품 임상시험 계획 승인에 관한 규정」(식약처고시)

☞「비임상시험관리기준」(식약처고시)

Q3. 임상시험이 시작된 후 추가적인 반복투여 독성시험자료를 근거로 임상시험에서의 투여기간 변경이 가능한가요?

○ 가능합니다. 참고로 임상시험을 위한 반복투여독성시험의 최소투여기간은 「의약품등의 독성시험기준」 [별표 2]을 참고하시기 바랍니다.

임상시험을 위한 반복투여독성시험의 최소 투여기간

임상시험기간 중 약물투여기간	최소 투여기간	
	설치류	비설치류
~2주	2주	2주
2주 ~ 6개월	임상시험 중 약물투여기간	임상시험 중 약물투여기간
〉 6개월	6개월	만성

허가신청을 위한 반복투여독성시험의 최소 투여기간

약물투여기간	최소 투여 기간	
	설치류	비설치류
~ 2주	1개월	1개월
~ 1개월	3개월	3개월
~ 3개월	6개월	6개월
〉 3개월	6개월	만성[주5]
약물투여기간에 상관없이 특히 필요하다고 인정되는 경우	6개월	만성[주5]

【관련 규정】

☞ 「의약품등의 독성시험기준」 (식약처 고시)

Q4. 신약 개발 시 임상 1상 신청을 위한 비임상시험자료 제출 범위는 무엇인지요?

○ 신약의 IND 신청 시 「의약품 임상시험 계획 승인에 관한 규정」 [별표1] '1. 개발 중인 신약'에 해당하는 자료를 제출하여야 합니다.

- 약리작용에 관한 자료 : 효력시험자료, 안전성약리시험자료, 흡수·분포·대사·배설에 관한 자료
  - · 효력시험
  - · 안전성약리시험 : 「의약품등의 약리시험기준」 (식약처 고시) [별표]에 따른 심혈관계, 중추신경계, 호흡기계(ICH 가이드라인 S7A, S7B, S6) 자료 제출
  - · 흡수·분포·대사·배설자료 : ICH 가이드라인 M3(인체대상 임상시험 및 의약품 시판을 위한 비임상 안전성시험 지침) 및 식약처의 「의약품의 비임상시험 가이드라인」 에 따라 동물 및 사람에 대한 시험관내 대사 및 혈장단백 결합자료와 반복투여독성시험에 사용된 동물 종에서의 전신 노출자료는 임상시험이 시작되기 전에 평가되어야 함
- 독성에 관한 자료 : 단회독성, 반복독성, 유전독성, 생식발생독성, 국소내성시험, 항원성, 면역독성(필요 시), 발암성(필요 시) 등
  - · 단회투여독성시험, 반복투여독성시험(설치류, 비설치류) : 임상투여경로로 임상시험 단계에 따라 식약처장이 정한 「의약품등의 독성시험기준」에서 정하는 최소 투여기간에 해당하는 자료
  - · 유전독성시험 : 유전독성시험 중 시험관 내(*in vitro*) 돌연변이 및 염색체 손상시험은 제1상 단계 임상시험 전에 제출하고, 만약 시험결과가 의양성 또는 양성으로 나타났을 경우에는 생체 내(*in vivo*) 소핵시험 자료를 제1상 단계 임상시험 전에 제출(시험결과가 음성으로 나타났을 경우에는 생체 내(*in vivo*) 소핵시험은 제2상 단계 임상시험 전까지 제출)
  - · 생식독성 : 「의약품 임상시험 계획 승인에 관한 규정」 [별표 1] 주3, 주4에 따라 반복투여독성시험에서 자성(雌性)생식기관에 대한 평가 등 적절한 검토가 이루어진 경우 영구피임, 폐경기 이후 임신 가능성이 없는 여성에 대하여는 생식·발생독성시험 자료 없이 임상시험 실시 가능

【관련 규정】

☞ 「의약품 임상시험 계획 승인에 관한 규정」(식약처 고시) [별표1]

☞ 「의약품등의 독성시험기준」(식약처 고시)

☞ 「의약품등의 약리시험기준」(식약처 고시)

Q5. 임상 1상 설계에서 초회용량 설정 시 고려사항에 대해 문의드립니다.

○ 개발 의약품의 안전성을 확인할 수 있는 가장 적절한 동물 종으로부터 산출한 반복투여독성시험의 최대무독성용량(NOAEL) 값 외에도 효력시험에서 나타나는 약리학적 활성 용량(PAD), 생물학적효과수준(MABEL), 안전역(Safety Factor) 등을 고려하여 인체투여용량설정을 고려할 수 있습니다.

○ 임상시험 시 초회 용량 설정 및 안전역 등 설정을 위한 FDA 가이드라인 'Estimating the Maximum Safe Starting Dose in Initial Clinical Trials for Therapeutics in Adult Healthy Volunteers' (2005)를 참고하시기 바랍니다.

【관련 규정】

☞ FDA 가이드라인 'Estimating the Maximum Safe Starting Dose in Initial Clinical Trials for Therapeutics in Adult Healthy Volunteers'(2005)

Q6. 항암제의 임상 초회 용량은 어떻게 설정하나요?

○ 일반적으로 항암제의 경우 임상 초기 용량은 치료 효과를 일정 수준 기대할 수 있는 용량을 사용해야 하므로 초회 투여량은 설치류를 대상으로 동물의 10%에서 심각한 독성을 일으키는 용량(Severely Toxic Dose)의 1/10(STD 10)을 사용할 수 있으며 만약 비설치류가 가장 적절한 종이라면, 심각하고 비가역적인 독성이 발생하지 않는 최대 용량 (HNSTD, Highest Non-Severely Toxic Dose)의 1/6로 설정할 수 있습니다.

【관련 규정】

☞「항암제 비임상시험 가이드라인」(민원인 안내서)

Q7. 임상시험 용량에 대한 근거는 어떻게 평가하는지요?

○ 사람을 대상으로 하는 용량 설정은 독성시험 결과, 효력시험 결과 및 참고할 수 있는 유사한 임상시험 결과가 있는 경우 이에 대한 내약성·안전성 결과 등을 종합적으로 고려하여 설정됨을 알려드립니다.

Q8. 신생항원에 대한 맞춤형 암백신을 개발 중입니다. 최초 인체 투여 임상(First In Human Trial)에서 용량 증량 디자인 없이 고정 용량으로 진행이 가능한지요?

❍ 원칙적으로 적절한 면역원성을 야기할 수 있는 용량 탐색을 해야 하나 제품의 특성으로 인해 단일용량으로만 시험하고자 하는 경우, 구체적인 근거 자료(예, 작용기전, 효력시험 결과, 비임상 안전성 결과 등)를 바탕으로 과학적으로 설명되어야 할 것으로 판단됩니다.

Q9. 임상시험 결과 중 간 및 신장 기능의 비정상 수치를 보인 환자에서의 평가로 간장애, 신장애 환자를 대상으로 하는 평가를 갈음할 수 있을까요?

❍ 간 및 신장애 환자는 정상인에 비해 대사 기능이 낮아 약물의 체내 축적이 증가되어 부작용이 발생할 가능성이 높기 때문에, 간 및 신장애 환자에서 노출이 증가하는 의약품의 경우, 별도의 임상시험을 통해 투여 용량 및 투여간격을 조절할 필요가 있습니다.

- 아울러, 치료적 확증 임상시험에 참여하는 시험대상자의 경우, 치료약의 효과를 최대한 잘 평가하기 위하여 대부분 간기능이나 신기능이 저하된 환자는 선정기준에서 배제되는 것이 일반적입니다. 따라서 개발하시는 의약품의 간 및 신장애 환자의 약동학에 미치는 영향에 대한 정보가 존재하지 않는다면, 별도의 임상연구를 통하여 간장애 및 신장애 환자 투여에 대한 정보를 포함하는 것이 바람직합니다.

【관련 규정】

☞「간장애 환자 대상 임상시험 가이드라인」(민원인 안내서)

☞「신장애 환자 대상 임상시험 가이드라인」(민원인 안내서)

Q10. 임상시험에서의 바이오마커 분석법 표준화와 검체 분석기관 지정과 관련하여 참고할 가이드라인이 있을까요?

❍ 임상시험에서 실험실적 검사 또는 영상 평가에 근거한 평가변수의 경우, 중앙 실험실 또는 중앙 영상 심사기관을 이용하는 것을 일반적으로 권장합니다. 다수의 실험실을 이용할 경우, 임상 검체를 분석하기 전에 실험실간의 시험법에 대한 적절한 교차 밸리데이션을 실시하여야 합니다.

임상시험검체분석 관리 및 분석기관 지정과 관련하여서는 「임상시험검체분석 관리기준」(식품의약품안전처고시)를 참고하시기 바라며, 참고로, 검체 분석기관 지정을 위해서는 필요한 인력과 시설·장비를 갖추고, 검체분석 과정에서 생성되는 자료의 품질과 완결성을 위하여 표준작업지침서를 마련하고 운영하여야 합니다.

【관련 규정】

☞ 「임상시험검체분석관리기준」 (식약처 고시)

Q11. 외국의 임상시험에서 사용된 약물이 성분은 같으나 다른 제조사에서 만들어진 의약품을 수입할 경우, 임상시험성적에 관한 자료로서 외국자료의 인정이 가능할까요?

○ 임상시험성적에 관한 자료의 요건은 「의약품의 품목허가·신고·심사 규정」 제7조 제6호 가목~라목에 적합하여야 합니다.

○ 아울러 전문학회지에 게재된 임상시험에서 사용된 의약품과 다른 제조사의 의약품(동일 성분 및 함량)을 수입하는 경우라면 「의약품동등성시험기준」에 따라 생물학적 동등성을 추가로 입증하여야 할 것으로 판단됩니다.

【관련 규정】

☞ 「의약품의 품목허가·신고·심사 규정」 (식약처 고시) 제7조

☞ 「의약품동등성시험기준」 (식약처 고시)

Q12. 과학논문인용색인에 등재된 전문학회지에 게재된 자료가 있다면 안전성 유효성 자료 중 어떠한 시험을 갈음 받을 수 있는지요?

○ 「의약품의 품목허가·신고·심사 규정」 제7조제5호 및 제6호에 따라, 과학논문인용색인에 등재된 전문학회지에 게재된 자료를 심사자료 요건 중 하나로 인정하고 있으나, 그 내용을 검토하여 타당성이 인정되어야 합니다.

【관련 규정】

☞ 「의약품의 품목허가·신고·심사 규정」 (식약처 고시)

Q13. 질환 특성 등으로 인해 소아 대상 임상시험만을 진행해야 하는 경우, 고려할 사항은 무엇인가요?

❍ 먼저 소아 대상 임상시험 수행을 위해서는 비임상 시험 중 발육기 동물 시험 등을 통하여 의약품 적용 부위에 영향이 없음이 사전 평가되어야 합니다.

❍ 아울러 목표 질환에서 성인 환자에 대한 임상적 결과 없이 소아 대상 임상시험 계획 수행해야 하는 타당한 과학적, 임상적 사유가 설명되어야 할 것으로 사료됩니다.

❍ 소아 대상 임상시험 시 소아 대상 약동학 정보의 필요 여부는 성인 대상 기 임상시험 결과에서 보고된 개발 약물의 흡수, 분포, 대사, 배설에 관한 정보를 기반으로 결정되어야 합니다.

【관련 규정】

☞ 소아용의약품 비임상 안전성 가이드라인 (민원인 안내서)

☞ 소아대상 임상시험 가이드라인 (민원인 안내서)

Q14. 희귀질환으로 대상 환자수가 제한적이고 치료제가 없는 질환에서 대조군 없이 시험군 단독군으로 임상시험 진행이 가능한가요?

○ 희귀의약품의 임상시험도 일반적 질환에서의 임상시험과 같이 편향되지 않은 정확한 안전성 유효성 결과를 확보하기 위해 대조군과의 비교를 통하여 시험약의 유익성을 평가할 수 있도록 임상시험을 설계하는 것이 바람직합니다. 다만 가능한 대체치료제가 없는 희귀의약품의 경우 제한적인 상황에서 단독군 임상이 있을 수 있습니다.

○ 희귀의약품의 경우 제품의 특성과 임상적 평가, 윤리적 문제 등을 종합적으로 판단하여 대조군의 포함여부를 고려해야 할 것으로 사료됩니다. 임상시험의 시험대상자가 균일하고 평가 결과가 객관적인 경우 대조군 미포함을 고려할 수도 있으나 증상에 대한 대증치료제 같은 경우 대조군 비교없이 시험군 단독으로 평가하는 것은 신뢰성 있는 시험약의 효과를 판단하기 어려울 것으로 사료됩니다.

Q15. 임상 3상을 조건으로 하는 허가의 기준에 대해 문의드립니다.

○ 임상 3상 수행을 조건으로 하는 허가와 관련하여 「의약품의 품목허가·신고·심사 규정」(식약처 고시) 제7조제6호마목, 제28조제1항 및 「의약품의 신속심사 적용기준에 대한 가이드라인」에 따라, ①생명을 위협하는 질환 또는 중대한 질환 치료제로 ②기존 치료법이 없거나 기존 치료법보다 유효성 등에서 의미있는 개선을 보이고 ③2상 임상시험에서 사용한 대리결과변수가 3상 임상시험의 최종 임상적 결과변수와 상관관계가 있는 경우에 가능할 것으로 판단됩니다.

【관련 규정】

☞ 「의약품의 품목허가·신고·심사 규정」(식약처 고시) 제7조

☞ 「의약품의 신속심사 적용기준에 대한 가이드라인」(민원인 안내서)

Q16. 항암제의 경우 임상 초회용량이 부작용을 감안한 약효기대용량으로 시작한다면 무독성량(NOAEL)을 결정하는 독성시험을 하지 않아도 되는지요?

- 진행성 암환자를 대상으로 하는 항암제 개발 시 무독성량(NOAEL) 또는 무해용량(NOEL)을 결정하는 독성시험은 임상 진입을 뒷받침하는데 필수적이지는 않으며 약물의 특성을 고려하여 수행할 수 있을 것으로 판단됩니다.
- 참고로, 임상 초회용량은 안전성을 우선적으로 고려하여 설정되어야 함을 알려드립니다.

Q17. 항암제 신약의 경우, 임상 1상에서 대상환자를 암환자 대상으로 해야 할지, 건강한 성인 대상으로 해야 하는 지 문의드립니다

- 일반적으로 비세포독성 물질의 경우 초기 임상시험은 비임상시험에서의 독성학적 평가 결과와 약물의 약리학적 특성 등을 고려하여 건강한 자원자를 대상으로 수행할 수 있습니다. 해당 임상의 목적은 개발 의약품의 내약성과 안전성을 포함하여 약동학 및 약력학적 평가를 위한 것으로 사람에서의 투약량(내약량) 범위와 약물 동태 특성 등에 대한 결과를 얻을 수 있습니다.
- 아울러, 신물질의 독성시험 등 비임상시험결과 및 건강한 자원자 대상 1상 임상시험 결과를 참고하여 환자 대상 임상시험의 대상환자 선정기준, 투여용량 및 용법 등을 설정할 수 있습니다.
- 항암제의 경우 건강한 성인을 대상으로 하는 임상 1상이 반드시 요구되는 것은 아니며 시험 목적에 따라 표준요법에 실패한 진행성 암환자를 대상으로 내약성, 용량 결정을 위한 임상 1상을 진행할 수 있습니다.

Q18. 골관절염치료제 개발 시, 임상 1상 시험을 진행 할 경우 추가적으로 요구되는 비임상 안전성, 유효성 자료에 대하여 문의드립니다.

❍ 골관절염의 임상시험은 일반적으로 미국 류마티스학회 가이드라인의 골관절염 진단기준에 따라 고관절, 무릎, 손 관절염으로 나누어 각각 임상시험을 진행합니다. 효력시험의 경우, 일반적으로 골관절염 동물모델을 사용하는데 골관절염 동물모델 선택 시 사람 골관절염과의 유사성, 통증 및 관절 기능 상실의 구조적 요인 등을 고려하여 적절한 모델이 선택되어야 합니다. 아울러 외상성 관절염의 경우라고 해서 별도의 전임상 시험자료가 요구되는 것은 아니며, 최종 임상시험에서 관절염 발생 부위에 따른 임상적 평가가 필요할 것으로 사료됩니다.

Q19. 알츠하이머치료제 개발을 위한 1상 임상시험 디자인 계획 시 고려할 사항은 무엇인가요?

❍ 알츠하이머병 치료제 개발을 위한 임상 1상 디자인 계획 시, 약물의 효과에 대한 약리학적인 이론적 근거를 수집하는 것이 중요합니다. 일반적으로 비임상시험에서의 내약성 및 독성학 결과와 약물의 추정된 약리학적 특성 등을 고려하여 건강한 성인을 대상으로 안전성, 내약성 및 약동학 시험을 통하여 약물의 흡수, 분포, 대사, 배설 패턴을 파악하여야 하며, 약물상호작용에 대한 연구를 포함하여, 가능하다면 간 및/또는 신장애가 있는 환자에서 약동학 시험도 실시하는 것이 바람직합니다.

알츠하이머치료제 개발을 위한 전반적인 고려사항은 「알츠하이머병 치료제 임상시험 가이드라인」을 참고하시기 바랍니다.

【관련 규정】

☞ 「알츠하이머병 치료제 임상시험 가이드라인」 (민원인 안내서)

Q20. 희귀의약품 대상 및 신속심사 대상에 대해 문의드립니다.

❍ 일반적으로 희귀의약품은 「의약품의 품목허가·신고·심사 규정」 제2조제5호에 따라 적용대상이 드물고 적절한 대체의약품이 없어 긴급한 도입이 요구되는 의약품으로서 「희귀의약품 지정에 관한 규정」에 정하여 고시한 의약품으로 정하고 있으며,

- 개발단계 희귀의약품지정은 「희귀의약품 지정에 관한 규정」 제2조제2항에 적합한 경우, 동 규정 제3조에 따라 '희귀의약품지정 신청'을 하실 수 있습니다.

「희귀의약품 지정에 관한 규정」 제2조제2항 1. 국내 환자수(유병인구)가 20,000명 이하인 질환에 사용되는 의약품 2. 다음 각 목의 어느 하나에 해당할 것 가. 적절한 치료방법과 의약품(희귀의약품으로 지정·허가된 의약품은 제외한다)이 개발되지 않은 질환에 사용하기 위해 개발하는 경우 나. 약리기전이나 비임상시험 등으로 볼 때 기존대체의약품(희귀의약품으로 지정·허가된 의약품은 제외한다)보다 현저히 안전성 또는 유효성 개선이 예상되는 경우 3. 국내에서 희귀의약품으로서 개발계획(임상시험 실시 계획을 포함한다)의 타당성이 인정될 것.

❍ 신속심사 대상여부는 [의료제품의 신속심사 지정신청 시 고려사항] 에 따르면, '생명을 위협하는 질환 또는 중대한 질환의 치료를 목적으로 하는 의약품(희귀의약품 및 개발단계 희귀의약품 포함)으로 기존 치료법이 없거나 기존 치료법보다 유효성 등에서 의미있는 개선을 보인 경우' 신속심사 대상으로 지정받을 수 있습니다.

의료제품의 신속심사 관련, 자세한 사항(대상, 지정절차, 제출자료 등)은 '의료제품 신속심사 통합 안내서'(식품의약품안전평가원)를 참고하시기 바랍니다.

【관련 규정】

☞ 「의약품의 품목허가·신고·심사 규정」 (식약처 고시) 제2조제5호

☞ 「희귀의약품 지정에 관한 규정」 (식약처 고시) 제2조제2항

☞ 의료제품의 신속심사 지정신청 시 고려사항 (민원인 안내서)

☞ 의료제품 신속심사 통합 안내서

Q21. 희귀의약품으로 지정될 경우, 임상시험계획 승인 신청시 자료 제출이 일부 면제 가능한가요?

○ 희귀의약품의 경우에는 「의약품 임상시험계획 승인에 관한 규정」 제8조제2항제1호에 따라「의약품 등의 안전에 관한 규칙」 제24조 제1항 제2호(임상시험자자료집), 제3호, 제7호부터 제10호까지의 자료, 자가기준 및 시험방법과 임상시험용의약품 기본정보(성상, 제조방법, 저장방법, 원료약품및그분량)만을 제출할 수 있습니다.

다만, 상기규정에서 제출하여야 하는 자료 중 '임상시험자자료집'은 「의약품 임상시험계획 승인에 관한 규정」 제5조 제4항 제6호에 설명되어있는 것과 같이, 임상시험자 및 기타 임상시험 관계자에게 복용량, 복용 횟수/주기, 투여 방법, 안전 모니터링 절차와 같은 임상시험계획서의 합리적 근거, 임상시험계획서의 준수, 그리고 주요 특징의 이해를 돕기위한 정보를 제공하는 것을 목적으로 하며, 임상시험자가 임상시험을 수행하기 위하여 필요한 제3호 임상시험용의약품 관련 제조 및 품질에 관한 자료, 제4호 비임상시험성적에 관한 자료, 제5호 시험약의 과거 임상적 사용경험에 관한 자료까지의 정보를 체계적으로 요약·정리하여 기술한 자료를 말합니다. 따라서 희귀의약품의 제출자료 면제는 자료의 형식이 면제되는 것이지 시험 자체가 면제되는 것은 아닙니다.

【관련 규정】

☞ 「의약품 임상시험계획 승인에 관한 규정」 (식약처 고시)

Q22. 임상계획승인 서류 제출 전에 사전 상담/사전 검토 제도가 있는데, 어떤 절차를 밟아야 하며 처리 절차에 따른 시간은 어떻게 됩니까?

○ 사전상담, 사전검토는 임상시험계획 승인 신청 이전 단계 및 품목허가 신청 이전 단계에서 신청할 수 있습니다. 일반적으로 자료의 완결성이 높은 것은 사전검토를 이용하는 것이 민원의 효율성을 위해 추천됩니다. (아래 표1 참고)

- 사전검토 혹은 사전상담 절차는 의료제품의 사전상담 업무 안내서(민원인 안내서) 혹은 의료제품 사전 검토 운영에 관한 규정(식약처 고시)을 참고하실 수 있습니다. 처리 기한은 사전상담의 경우 접수 후 30일 이내에 상담 결과 통지서를 수령하실 수 있으며, 사전검토의 경우 신청하신 분야 별로'의약품 등의 안전에 관한 규칙'(총리령)[별지 제41호]에 따라 처리결과를 수령하실 수 있습니다.

[표 1] 사전검토 vs. 사전상담

	사전검토	사전상담
법적 효력	있음	없음
업무 성격	완결성이 높은 자료를 허가(승인) 신청 전에 미리 자료 검토 받고자 할 때	의약품 개발 중 다음 단계 진입을 위해 이전 자료를 근거로 방향과 계획에 대해 검토 받고자 할 때
특성	구체적 자료를 제출하여 적합여부 검토, 현 개발단계에서 법적 효력있는 규제기관의 방향과 의견 제공	여러 가지 가능성과 방법을 검토하여 구처적이고 다양한 의견 제시 가능

【관련 규정】

☞ 「의료제품의 사전상담 업무 안내서」 (민원인 안내서)

☞ 「의료제품 사전 검토 운영에 관한 규정」 (식약처 고시)

Ⅱ 바이오의약품

1 기준 및 시험방법 관련 [품질]

Q1. 임상시험계획 승인 신청 시 요구되는 기준 및 시험방법과 특성분석의 항목 및 분석 배치수에 대한 의견 부탁드립니다.

○ 기준 및 시험방법 및 특성분석에 대한 항목과 시험방법은 개발 의약품의 작용기전, 물질특성, 제조방법 및 조성 등에 따라 식약처 규정 및 관련 가이드라인을 참조하여 자사에서 설정하고 관리하시면 됩니다.

○ 또한, 분석 배치수 관련해서는 원칙적으로 3배치 분석결과를 제출하여야 하나, 초기임상 단계에서는 1배치 분석자료의 제출이 가능합니다.

【관련 규정】

☞「생물학적제제 등의 품목허가·심사 규정」(식약처 고시)

Q2. 단백질 백신 개발 시, 항원 생산 세포주 평가 항목 및 항원 특성 분석 항목 설정 시 고려해야 할 사항은 무엇인가요?

○ 항원 생산 세포주의 경우, 마스터세포주, 제조용세포주 및 생산종결 세포주로 구분하여 관리하며, 세포주를 확인할 수 있는 시험 항목과 미생물 부정시험 (세균·진균, 바이러스, 마이코플라스마, 박테리오파지 등 생산세포의 특성에 따라 결정), 유전적 안정성을 확인할 수 있는 시험 항목 및 배양 등 세포주 관리를 검증할 수 있는 시험항목을 설정하여 평가해야 하며, 상세 내용은 관련 가이드라인 ('생물의약품 생산에 사용되는 세포기질 관리 가이드라인' 등)을 참조하시기 바랍니다.

○ 항원 특성 분석의 경우 물리화학적 구조, 순도(불순물), 당 구조(있는 경우), 함량, 생물학적 활성 등 기본적인 자료와 2차 및 고차구조 등 제품의 특성에 따라 항목 설정이 필요합니다.

【관련 규정】

☞「생물학적제제 등의 품목허가·심사 규정」(식약처 고시)

☞「생물의약품 생산에 사용되는 세포기질 관리 가이드라인」(민원인 안내서)

Q3. 단백질 백신 개발 시, 마이코플라스마 및 외래성바이러스 부정시험은 세포주 특성분석에서도 실시하는데, 항원 원액의 시험항목에서도 실시해야 할까요? 만약 실시해야 한다면 외래성 바이러스 부정시험을 *in vitro*만 해도 될까요?

❍ 마이코플라스마 및 외래성바이러스 부정시험은 생물의약품 생산과정 및 세포기질 등에서 유래할 수 있는 잠재적인 바이러스 오염을 관리하기 위한 것으로, ICH Q5A(R1) 가이드라인에 따르면 세포주 특성분석 시험과 더불어 정제 전 벌크(unprocessed bulk)에서 수행하는 것을 권고하고 있습니다.

❍ 세포주 특성분석에서 충분히 바이러스 오염여부가 평가되었다면, 정제 전 벌크에서는 PCR(마이코플라스마), *in vitro* 바이러스 시험만 수행 할 수 있으며, 세포기질의 특성분석과 정제 전 벌크에 대한 바이러스 시험 결과, 바이러스 제거 검증 결과가 적합한 경우 항원 원액(정제 후 원액 단계)의 품질 규격시험으로 외래성 바이러스 부정시험을 설정할 필요는 없습니다(ICH Q5A Table 4 참고).

【관련 규정】

☞ 「생물학적제제 등의 품목허가·심사 규정」 (식약처 고시)

☞ 「생물의약품 생산에 사용되는 세포기질 관리 가이드라인」 (민원인 안내서)

☞ 「ICH Q5A: Safety Evaluation of Biotechnology Products Derved from cell lines of human or Animal Origin」

Q4. 세포주은행과 관련하여 1상 IND 신청 시 MCB 및 WCB 까지 반드시 확립 되어야 하는지요?

○ MCB 제조 후, 동 MCB로부터 WCB를 확립하고 해당 WCB로 의약품을 제조하는 것이 바람직하나, 회사의 개발전략 등에 따라 초기임상에는 MCB로 임상시험용의약품을 제조할 수 있습니다.

Q5. 세포주 은행 특성분석 시 꼭 설정해야 하는 시험 항목에 대한 의견 부탁드립니다. 또한 EoPC 특성분석의 경우 MCB에서 수행한 시험 항목 중 일부만 선택적으로 진행하는 것이 가능할지요?

○ 세포은행에 대한 특성분석은 미생물(세균·진균, 바이러스, 마이코플라스마, 박테리오파지 등 생산세포의 특성에 따라 결정)부정시험을 포함한 순도시험과 확인시험 및 유전적 안정성을 확인할 수 있도록 항목을 설정하셔야 합니다.

○ 또한, EoPC의 특성분석은 최대 계대 후 세포의 특성이 일정하게 유지됨을 입증하기 위한 것으로 MCB와 유사한 특성분석을 수행하셔야 하며 특정 항목을 생략할 경우 타당한 근거가 필요합니다. 또한 개발 과정에 따라 WCB를 확립하시길 권고드립니다.

【관련 규정】

☞「생물의약품 생산에 사용되는 세포기질 관리 가이드라인」(민원인 안내서)

Q6. 다가 백신을 개발 중입니다. 백신 항원별 생산을 위한 각 MCB 들의 보존기간이 서로 다를 때 안정성 시험은 어떻게 수행해야 하나요?

○ MCB 모니터링 시험(생존율, 대사율 등 특성분석 및 재분석 주기)은 구축 세포은행의 특성과 사용 빈도 등에 따라 회사에서 적절하게 설정하실 수 있습니다.

【관련 규정】

☞ 「생물의약품 생산에 사용되는 세포기질 관리 가이드라인」 (민원인 안내서)

Q7. 백신 항원 생산 세포주로 CHO 세포를 사용합니다. MCB 특성분석 항목 중 레트로바이러스 부정시험으로 어떤 시험을 실시하면 될까요?

○ 재조합 단백질 생산을 위한 세포기질로 많이 사용되는 CHO 세포의 경우 ICH Q5A(R1)에 따라 TEM, reverse transcriptase (RT) assay, infectivity assay를 시험하는 것이 일반적입니다.

- TEM 시험의 경우 세포 내에 레트로바이러스 유사한 입자가 있는지를 확인하는 시험으로 일반적으로 CHO 세포에선 endogenous retrovirus particle이 발견되는 경우가 있습니다.

- RT assay는 endogenous 및 exogenous retrovirus(즉 모든 retrovirus)를 검출할 수 있는 시험방법으로, 세포배양액에서 시험합니다. RT assay는 세포기질 뿐 아니라 unprocessed bulk에서도 수행해야 하는, 안전성 측면에서 유용한 시험입니다. 참고로, 여러 논문 등에서 확인할 수 있듯이, 생산용 CHO 세포배양액에서 RT assay는 음성으로 나오는 것이 일반적입니다.

- Infectivity assay는 감염력이 있는 레트로바이러스를 검출하기 위한 시험으로 주로 exogenous retrovirus (ecto-와 ampho- 포함)를 검출하기 위한 시험입니다. Infectivity assay는 RT assay에 비해 궁극적인 감염력을 확인할 수 있어 안전성 확보를 위해 실시해야 하는 시험입니다.

【관련 규정】

☞ 「ICH Q5A: Safety Evaluation of Biotechnology Products Derved from cell lines of human or Animal Origin」

☞ 「생물의약품 생산에 사용되는 세포기질 관리 가이드라인」 (민원인 안내서)

Q8. 약독화 생백신 생산을 위해 식약처에서 확립하여 분양하는 Vero 세포주를 동물유래 물질을 포함하지 않는 무혈청 배지로 배양하여 사용하고 있습니다. 임상시험계획 승인 시 세포기질과 관련하여 추가적으로 제출해야 하는 자료의 범위를 알고 싶습니다.

❍ 만약 식약처에서 분양받은 세포주의 배양조건을 변경하여 생산하신 경우 특성분석 시험을 통해 백신 제조에 적합한 세포주임을 입증할 수 있는 자료를 제출해야 합니다.

❍ 백신제조용 세포 특성분석 항목 등에 대해서는 '생물의약품 생산에 사용되는 세포기질 관리 가이드라인'에 세포은행 단계별(MCB, WCB, EoPC) 시험항목 등을 상세하게 명시하고 있으니, 동 사항을 참고하시기 바랍니다.

【관련 규정】

☞ 「의약품 임상시험 계획 승인에 관한 규정」 (식약처 고시)

☞ 「생물의약품 생산에 사용되는 세포기질 관리 가이드라인」 (민원인 안내서)

Q9. 바이러스 생산에 사용되는 세포주에 대해서 어떤 자료를 제출해야 하는지요? 만약 바이러스 생산 세포가 종양 형성능이 없는 것으로 증명된 세포일 경우에 추가적인 Tumorigenicity 시험이 필요한가요?

❍ 바이러스주 생산용 세포주에 대해서도 기원과 이력, 출처에 대한 자료 및 세포배양동 세포주 확립의 적절성에 대한 상세 자료가 필요하며 만약 바이러스 형질전환을 통한 생산 세포주일 경우 형질 도입방법, 벡터 생산세포의 확립 방법, 생산세포의 클론 분석 및 선택 방법 등을 추가한 자료구비가 필요합니다.

- 이외 미생물, 외래바이러스, 마이코플라스마 등 외래성인자 부정시험을 포함한 순도시험과 확인시험 및 유전적 안정성을 확인할 수 있도록 설정하여야 합니다.

❍ 종양형성능의 경우, 해당 세포주에서 종양형성능이 없음에 대한 충분한 근거자료 및 백신 제조방법 중 바이러스 생산 세포주의 사용 단계가 전체 제품의 안전성에 미치는 영향 등이 확인되어야 합니다.

【관련 규정】

☞「생물의약품 생산에 사용되는 세포기질 관리 가이드라인」(민원인 안내서)

☞「임상시험용 세포치료제·유전자치료제 품질평가 가이드라인」(민원인 안내서)

Q10. 항원과 리포좀으로 구성된 백신 개발 시, 리포좀 원액에서 리포좀 구성성분의 함량시험을 수행하는 경우, 완제의약품에서 함량시험을 생략 가능한지요?

○ 리포좀 원료의약품의 함량시험을 수행한다 해도 완제의약품까지의 공정(항원 혼합, 부형제 등의 첨가제 혼입 등)이 제대로 제조되었는지 품질관리를 위해서 완제의약품에서 함량시험은 수행하시는 것이 필요한 것으로 사료됩니다.

【관련 규정】

☞「생물학적제제 등의 품목허가·심사 규정」(식약처 고시)

Q11. 미생물 유래 엑소좀을 이용한 의약품을 주사제 제형으로 개발 시, 엔도톡신 시험을 반드시 수행해야 하는지요?

○ 개발 제품이 미생물의 LPS가 포함하고 있는 경우 안전성 확보를 위해 엔도톡신 시험의 수행은 요구되어지며, 유사한 주사제의 경우에도 엔도톡신 시험을 수행하고 있음을 안내드립니다.

○ 해당 시험법은 식약처에서 발간한 대한민국약전, 엔도톡신 시험법 안내서 등을 참고하여 LAL(Limulus amoebocyte lysate) 시험법, 비색법 등의 여러 방법을 고려하여, 해당 제품으로 적용 가능한 적절한 방법으로 엔도톡신 함량 시험을 실시하시기 바랍니다.

【관련 규정】

☞「대한민국약전」(식약처 고시)

☞「의약품등의 품목허가·신고·심사 규정」(식약처 고시)

☞「엔도톡신 시험법」

Q12. 주사제 제형으로 의약품 개발 시, 완제의약품의 출하시험에서 미생물 한도시험을 시행하는 경우, 무균시험의 추가 수행이 필요한지요?

○ 주사제인 경우 대한민국약전 제제총칙 주사제 각조에 따라 완제의약품의 기준 및 시험항목으로 무균시험을 실시해야 합니다.

미생물한도시험의 경우 무균 공정을 거치기 전 원료의약품 단계에서 수행될 수 있습니다.

【관련 규정】

☞ 「대한민국약전」 (식약처 고시)

☞ 「생물학적제제 등의 품목허가·심사 규정」 (식약처 고시)

Q13. 엑소좀 기반 의료제품 개발 중으로, 개발 물질의 특성 상 식약처 가이드라인에서 제시하는 Nanoparticle tracking analysis(NTA)로는 세포외소포체 수와 크기 분포를 분석할 수가 없는 경우 다른 기술로 품질 평가를 하여도 가능한지요?

○ 가능합니다만 시험방법, 시험방법 선택이유, 시험방법의 검증 등에 대한 자료를 포함하여 기준 및 시험방법의 설정 근거를 제시해야합니다.

【관련 규정】

☞ 「생물학적제제 등의 품목허가·심사 규정」 (식약처 고시)

Q14. 완제의약품이 주사제인 경우 기준 및 시험방법 중 삼투압 기준을 생리적 범위(280~300mOsm/kg) 보다 높게 설정해도 될까요?

○ 일반적인 경우 의약품 개발 시 광범위한 조성 연구(formulation study) 등을 통해 생리적 삼투압과 유사하도록 원료약품 및 그 분량을 결정하시는 것이 안전성 문제를 줄이고 품질관리 측면에도 바람직합니다.

만약 제품의 특성상 생리적 삼투압보다 높은 삼투압을 보일 경우 타당한 자료와 함께 임상시험 수행 중 이상반응 등에 대한 철저한 대비가 필요합니다.

Q15. 면역증강제로 수산화알루미늄을 사용하는 백신입니다. 알루미늄 흡착도를 공정 중 시험 항목으로 설정하고 기준 및 시험방법에 설정하지 않아도 될까요?

○ 「생물학적제제 기준 및 시험방법」(식약처 고시) 제2조제3호 관련 'III. 백신제제총칙' 에서는 백신의 기준 및 시험방법에 면역증강제에 대한 시험을 설정하는 것을 원칙으로 하고 있습니다.

○ 다만, 1상 임상시험 단계에선 아직 품질관리에 대한 확립이 되지 않은 바 공정 중 시험 항목으로 설정하는 것은 가능할 것으로 판단되며 추후 개발단계에 따라 기준 및 시험방법으로 설정하실 것을 권고드립니다.

【관련 규정】

☞ 「생물학적제제 기준 및 시험방법」(식약처 고시)

Q16. 수산화알루미늄을 포함하는 백신 주사제의 경우 불용성미립자 시험이 불가능합니다. 이때 완제의약품 기준 및 시험방법에 불용성 미립자 시험을 설정하지 않아도 될까요?

○ 대한민국 약전 제제총칙 주사제 각조에 따라 불용성미립자시험을 완제의약품의 기준 및 시험방법에 설정하는 것이 원칙이나, 제품의 특성에 따라 과학적으로 불필요하거나 불가능할 경우 미설정에 대한 타당한 근거를 제시하실 수 있습니다.

【관련 규정】

☞「대한민국약전」(식약처 고시)

☞「생물학적제제 등의 품목허가·심사 규정」(식약처 고시)

Q17. 재조합 단백질 항원과 리포좀이 혼합된 백신을 개발 중입니다. 각 원료의약품의 기준 및 시험방법 설정 시 고려해야 할 사항에 대해 문의드립니다.

○ 생물학적제제의 원료의약품 기준 및 시험방법은「생물학적제제 등의 품목허가·심사규정」 제28조4호 및 별표 11에 따라 작성되어야 하며 규격에 포함될 시험항목은 순도(공정유래 불순물[예. 숙주유래 펩티드, 숙주유래 DNA, 금속 불순물 등] 및 제품유래 유연물질 등), 확인, 역가, 무균 혹은 미생물한도시험, 엔도톡신 등 제품의 특성에 따라 설정하시고 그 근거자료를 동 규정 제28조제5호에 따라 마련해야 합니다.

- 리포좀 원료의약품의 경우 확인, 함량, 순도, 잔류 불순물 및 안전성 관련 항목 등을 설정하시어 품질 관리하시기를 권고드립니다.

- 특히 원료의약품에 포함될 수 있는 잔류 금속 불순물에 대한 위해성 평가도 ICH Q3D 가이드라인을 참고하여 고려하시기 바랍니다.

【관련 규정】

☞「ICH Q3D」

☞「생물학적제제 등의 품목허가·심사 규정」(민원인 안내서)

Q18. 유전자재조합 단클론항체의약품을 개발하고 있습니다. 공정 불순물인 숙주유래 DNA의 기준을 정하고자 하는데 어떻게 하면 될까요?

○ WHO 가이드라인은 continuous cell line을 숙주로 사용할 경우 숙주유래 DNA 잔류 기준을 10 ng/dose 미만으로 줄일 것을 권고하고 있습니다. 따라서 1상 임상시험 신청 시엔 품질관리 시험으로 상기 기준을 적용할 수 있습니다.

- 다만 제조공정의 개발에 따라 정제 공정이 확립된 이후엔 실측치에 기반하여 더 강화된 기준을 적용하시길 권고드립니다.

【관련 규정】

☞ WHO Guidelines on the quality, safety and efficacy of biotherapeutics protein products prepared by recombinant DNA technology (2014)

☞「유전자재조합의약품의 품질, 안전성 및 유효성 평가 가이드라인」(민원인 안내서)

Q19. 이중항체 치료제를 개발 중입니다. 1상 IND 신청 시 비임상시험의 약리학 (*in vitro*) 시험 항목 중 항원결정기 맵핑 자료를 미제출하고, 확증 임상시험 계획 승인 신청 시 제출해도 될까요?

○ 항원결정기 맵핑 자료는 유전자재조합 단클론항체 의약품의 특성분석을 위한 기초자료입니다. 다만 임상시험계획 승인의 특성상 1상 승인 신청시 제출해야 하는 품질 및 약리시험 자료로 규정에 적시되어 있지는 않습니다.

○ 허나, 성공적인 제품 개발의 기초가 되는 자료이므로 조속히 자료를 구비하시길 권고드립니다.

【관련 규정】

☞ 「유전자재조합의약품의 품질, 안전성 및 유효성 평가 가이드라인」 (민원인 안내서)

☞ 「단클론항체의약품의 개발 및 품질평가 가이드라인」 (민원인 안내서)

Q20. 단클론항체의약품으로 항암제를 개발하고 있습니다. 단클론항체의약품의 품질 특성 분석 항목은 어떤 것이 있나요?

○ 단클론항체의약품의 품질 특성분석 항목은 「생물학적제제 등의 품목허가·심사 규정」 (식약처 고시) 제29조 및 아래 가이드라인에서 세부 사항을 명시하고 있으니 참고하시기 바랍니다.

【관련 규정】

☞ 「생물학적제제 등의 품목허가·심사 규정」 (식약처 고시)

☞ 「유전자재조합의약품 품질, 안전성 및 유효성 평가 가이드라인」 (민원인 안내서)

☞ 「단클론항체의약품 개발 및 품질평가 가이드라인」 (민원인 안내서)

Q21. 항체약물접합체(ADC)를 개발하고 있습니다. 원료의약품 중 단클론항체에서 특성분석을 위한 면역학적 시험으로 ELISA를, 생물학적 활성 시험으로 cell-based assay를 설정하였습니다. 해당 시험의 경우 특성분석 뿐만 아니라, 출하시험 및 안정성시험 항목에도 반드시 포함되어야 할지요?

○ 모든 특성분석 시험을 기준 및 시험방법 및 안정성시험으로 설정할 필요는 없으며, 역가시험은 작용기전 및 임상적 연관성을 고려하여 가장 타당한 것을 설정하시기 바랍니다. 일례로 항암제로 사용되는 항체약물접합체의 경우 작용기전이나 임상적 연관성을 고려할 때 품질관리 및 안정성 시험용 역가시험에 cell-based cytotoxicity assay가 일반적으로 사용되고 있음을 알려드립니다.

【관련 규정】

☞「단클론항체의약품 개발 및 품질평가 가이드라인」(민원인 안내서)

Q22. 재조합 바이러스 제작에 사용되는 플라스미드에 대한 품질기준이 있는지요? 또한, 바이러스 시드의 품질 평가를 위해서는 어떤 자료를 구비해야 하나요?

○ 플라스미드의 품질자료는 '임상시험용 세포치료제·유전자치료제 품질평가 가이드라인'을 참고하셔서 벡터 생산시 사용된 모든 벡터와 삽입 유전자 정보, 프로모터 등 조절유전자 위치, 선별 마커 등 벡터에 대한 정보를 구비 하시기 바랍니다.

○ 염기서열분석, 제한효소 시험 등 구조적 안정성과 서열의 안정성에 대한 확인, 순도, 엔도톡신 및 불순물 포함 여부 등을 확인하시기 바랍니다.

○ 생산용 바이러스 시드(Master virus seed, working virus seed)의 경우도 '생물의약품 생산에 사용되는 세포기질 관리 가이드라인'에 따라 특성분석 및 품질관리를 하실 것을 권고드립니다.

【관련 규정】

☞「임상시험용 세포치료제·유전자치료제 품질평가 가이드라인」(민원인 안내서)
☞「생물의약품 생산에 사용되는 세포기질 관리 가이드라인」(민원인 안내서)

Q23. 마이크로바이옴 의약품을 개발하고 있습니다. 마이크로바이옴 특성상 제조 공정 별 수율의 개념을 정립하기 어렵습니다. 어떤 기준으로 수율을 정립해야 하나요?

○ 수율은 제조 및 품질의 일관성을 확보하면서 원하시는 수준의 원료의약품을 얻을 수 있는 적절한 기준을 제조사에서 결정하실 수 있습니다. 주요 공정별 수율을 정하시면 제조의 일관성과 생산성을 유지하는데 도움이 될 것으로 생각됩니다.

Q24. 항체약물접합체(ADC)를 항암제로서 개발하고 있습니다. 항체 Fc결합 펩타이드-아지드 중간체 및 링커-약물 중간체의 유연물질 기준 설정 시 참고할 만한 자료가 있나요?

○ 항암제 1상 임상시험 신청 시 링커-약물 원료의약품의 유연물질 기준은 ICH Q3A/B와 EP substances for pharmaceutical use에 따른 합성펩타이드 유연물질 자료제출 범위(Table 2034.-2.)를 참고하여 예비 규격을 설정하실 수 있습니다.

○ 참고로, ICH Q3A에서는 불순물 기준을 0.05%, 0.1%, 0.15%로 나누어 관리하도록 권고하며 'EP substances for pharmaceutical use'에서는 개별 unspecified 유연물질의 경우 〉0.1%의 경우 보고, 〉0.5% 이상은 구조확인이 필요하며 〉1.0% 이상은 안전성 입증이 필요함을 명시하고 있으므로 참고하시기 바랍니다.

【관련 규정】

☞ 「ICH Q3A」, 「ICH Q3B」

Q25. 항체약물접합체(ADC)를 항암제로 개발하고 있습니다. 링커-약물 중간체의 불순물 중 비변이원성 불순물의 관리는 어떻게 할 수 있는지요?

○ 상세한 내용은「의약품 중 변이원성·발암성 불순물 안전관리 가이드라인」(민원인 안내서)를 참고하실 수 있습니다.

【관련 규정】

☞「의약품 중 변이원성·발암성 불순물 안전관리 가이드라인」(민원인 안내서)

Q26. 항체약물접합체(ADC) 개발 시, 약물이나 링커의 출발물질에 대한 변이원성 불순물의 분석 결과가 요구되는지 문의드립니다.

○ 관련 불순물 발생 가능성이 높거나 1일 섭취 허용량을 초과할 것으로 예측되는 등 특별한 고려사항이 없다면, 출발물질에 대한 변이원성 불순물에 대한 분석결과는 1상 임상시험 신청 시는 제출하지 않을 수 있습니다.

Q27. 항체약물접합체(ADC)의 임상 1상 IND 신청 시, 의뢰사로부터 받은 중간체 출발물질의 품질관리 시험성적서도 제출 가능할까요?

○ 출발 물질의 품질관리 결과는 공급원 및 자사 시험성적서로 관리하시면 됩니다.

Q28. IND 신청을 위해서 비임상시험의약품과 임상시험용의약품 간의 비교동등성 입증을 위한 자료는 어느 수준으로 제출할 수 있나요?

❍ 비교동등성 평가는 개발 단계나 임상시험 중에 제조방법(제조원, 배치 규모 등)이 변경되는 경우, 변경사항이 품질, 안전성 및 유효성에 미치는 영향을 평가하기 위해 요구되어집니다. 1상 임상시험 진입 시 비임상시험 배치와 임상시험 배치 간의 제조방법 변경이 있다면, 비임상시험 배치와 임상시험 배치의 변경 범위에 따라 특성분석, 배치분석 및 안정성시험을 통해 비교동등성을 입증하실 수 있습니다. 만약 변경된 배치의 결과가 안전성 유효성에 영향을 미칠 것으로 판단되는 경우 비임상시험이 다시 요구될 수도 있습니다.

【관련 규정】

☞「생물의약품의 제조방법 변경에 따른 비교동등성 평가 가이드라인」(민원인 안내서)

Q29. 원료의약품 생산배치는 2개 배치(비임상시험 배치, 임상시험용 배치)로 동등성 평가를 위해 2개 배치의 특성분석 및 안정성시험을 진행하고 있습니다. 동등성 입증을 위해 추가적으로 분석해야 할 배치가 있을까요?

❍ 1상 임상시험일 경우 계획하신대로 임상시험 배치와 비임상시험 배치 2개 배치로 비교동등성을 입증하실 수 있습니다.

【관련 규정】

☞「생물의약품의 제조방법 변경에 따른 비교동등성 평가 가이드라인」(민원인 안내서)

Q30. 비임상시험용 배치 생산 이후 제조공정이 변경됨에 따라 임상시험용의약품과의 비교동등성시험을 수행하고자 합니다. 다만, 현재 비임상시험용 배치는 소진되어 동일 공정으로 배치를 추가 생산해야 합니다. 이 경우 추가 생산한 비임상 시험 배치와 임상시험용의약품과의 비교동등성시험을 수행하는 것이 적절할까요?

○ 비임상시험 배치와 임상시험의약품간의 제조방법 변경이 있는 경우, 상기 계획에 따라 비교동등성시험을 수행하시기 바랍니다. 또한 비임상 시험 완료 후 비임상시험 배치를 추가 생산하실 경우 비임상시험 수행 배치와 동일한 제조방법으로 생산되어야 합니다.

【관련 규정】

☞「생물의약품의 제조방법 변경에 따른 비교동등성 평가 가이드라인」(민원인 안내서)

Q31. 임상시험용 의약품의 품질과 비임상시험용 의약품의 품질은 반드시 동일해야 하나요?

○ 임상시험에 사용되는 의약품은「의약품 등의 안전에 관한 규칙」제24조제1항제3호에 근거 GMP 기준에 따라 생산 및 품질관리가 이루어져야 하며 또한「의약품 임상시험계획 승인에 관한 규정」제5조에 의거한 자료를 제출해야 합니다.

○ 비임상시험에 사용하는 의약품의 제조 및 품질기준은 규정에서 정하고 있지 않으나 '임상시험용의약품의 품질 가이드라인'에 따르면 비임상시험용 의약품과 임상시험용 의약품은 원칙적으로 동일한 품질을 유지할 것을 권고하고 있습니다.

○ 다만 개발계획 상 비임상시험용 의약품이 non-GMP에서 생산되거나 제조방법에 차이가 있는 등 임상시험용의약품과 차이가 있을 수 있으므로 이 경우 비교동등성시험을 통해 품질의 동등성을 입증하시기 바랍니다.

【관련 규정】

☞「의약품 등의 안전에 관한 규칙」

☞「의약품 임상시험계획 승인에 관한 규정」(식약처 고시)

☞「임상시험용의약품의 품질 가이드라인」(민원인 안내서)

Q32. 세포외소포체로 치료제를 개발하고 있습니다. 생산 시 사용되는 배지의 모든 원료물질은 반드시 약전 규격을 사용해야 하나요? 추가로 원료 중 일부의 규격 변경 시 동등성 입증이 필요한지요?

❍ 제조 시 사용되는 원료물질에 반드시 공정서 규격 물질만을 사용하는 것이 의무는 아닙니다. 공정서 규격이 아닌 원료를 사용 시 제조사가 '자사규격'으로 적절히 관리하실 수 있습니다.

❍ 원료물질의 변경 또한 제조방법의 변경의 일부에 해당하며, 원칙적으로 개발과정 중 제조방법이 변경되는 경우에는 변경 전·후 간의 동등성이 확인되어야 합니다. 비교동등성은 회사에서 변경 사항을 고려하여 적절한 시험 등을 통해 확인하실 수 있습니다.

【관련 규정】

☞「세포외소포체 품질, 비임상 및 임상평가 가이드라인」(민원인 안내서)

Q33. 원료의약품 제조 시 사용되는 원료 및 자재 품질관리 시험을 해당 구매업체의 외부 성적서로 갈음 가능할지요?

❍ 제조원료를 구매 사용 시 구매 업체의 외부 성적서는 사용 가능하나, 재료 입고 시 자사에서 입고시험은 실시해야 합니다. 입고시험 항목은 회사에서 적절한 항목으로 자체 설정 가능합니다.

추가로, 회사는 제조에 적절한 물질의 공급을 확인하기 위해 해당 물질의 공급업체에 대한 관리가 필요함을 안내드립니다.

Q34. 「임상시험용의약품의 품질 가이드라인」에서 임상단계별 품질자료 준비가 다른데 1상 임상시험 신청단계에서 필요한 밸리데이션 자료는 어느 정도 인지요?

○ 1상 임상시험 단계에서는 완전한 형태의 밸리데이션 자료가 요구되지 않으나, 해당 시험 결과를 신뢰할 수 있는 자료 수준이여야 합니다. 일반적으로 1상 임상시험에서는 무균 제제의 제조 공정, 바이러스제거 검증 중 일부 자료(해당하는 경우) 등을 제외하고는 밸리데이션 자료의 제출을 강제하고 있지 않으니 상세한 내용은 「임상시험용 GMP 평가 가이드라인」와 「의약품 임상시험 계획 승인에 관한 규정」 [별표2], [별표3]를 참고하시기 바랍니다.

【관련 규정】

☞ 「의약품 임상시험 계획 승인에 관한 규정」 (식약처 고시)

☞ 「임상시험용 GMP 평가 가이드라인」 (민원인 안내서)

Q35. 1상 임상시험계획 승인 신청을 위한 안정성 자료 제출 시 1개 배치에 대해서 안정성시험 자료를 제출하면 될지요?

○ 1상 임상시험시 1배치에 대한 안정성 시험결과를 제출하시면 됩니다.

【관련 규정】

☞ 「생물의약품 안정성시험 가이드라인」 (민원인 안내서)

Q36. 원료의약품을 용기에 충전 전 시료 채취하여 품질관리 시험을 했을 때 요청되는 자료가 있나요? 또한 보관 검체 및 안정성 모니터링용 검체를 제조공정 상 포장단위보다 작은 사이즈의 용기에 보관, 진행해도 될까요?

❍ 원료의약품을 용기에 충전 전 시료 채취하여 품질관리 시험을 했을 때 추가 요구되는 자료는 없습니다

❍ 보관 검체와 안전성 모니터링용 검체는 제품과 동일한 것을 사용해야 합니다. 만약 특별한 사정에 의해 작은 크기의 용기를 사용해야 한다면 해당 용기는 의약품의 직접 용기와 같은 재질과 형태여야 하며, 용기 표면적 대비 충전량 등의 특성이 동일함 등 안정성 결과에 영향이 없음을 입증해야 합니다.

【관련 규정】

☞ 「생물의약품의 안정성시험기준 질의응답집」 (민원인 안내서)

Q37. 임상시험계획 승인 신청 시 요구되는 안정성시험 항목 및 자료 수준은 어떻게 되나요?

❍ 안정성시험은 기준및시험방법에서 설정한 모든 시험항목을 설정하여 수행하여야 하며, 이와 다르게 시험하고자 하실 경우에는 타당한 근거의 제시가 필요합니다. 임상시험계획 승인 신청 시의 안정성시험은 최소한 시작 시점의 시험결과와 안정성시험계획서를 같이 제출하실 수 있으니 참고하시기 바랍니다.

【관련 규정】

☞ 「생물학적제제 등의 품목허가·심사 규정」 (식약처 고시)

☞ 「의약품등의 안정성시험기준」 (식약처 고시)

Q38. 임상시험계획 승인 신청 시 원료의약품의 가속 안정성 시험자료 및 완제의약품의 가속/가혹 안정성 시험자료 제출이 필요한가요?

❍ 「의약품 임상시험 계획 승인에 관한 규정」 제5조 및 [별표3] 임상시험용 생물의약품의 품질문서 작성방법 2.S.7. 및 2.P.8에 따르면 임상시험용생물의약품의 제안된 보관조건에서 원료의약품 및 완제의약품의 안정성이 평가되어야 하고 제품 분해 프로파일 및 순도/불순물 프로파일 이해를 위해 가속 및 가혹 조건 시험이 권장되고 있음을 알려드립니다.

【관련 규정】

☞ 「생물학적제제 등의 품목허가·심사 규정」 (식약처 고시)

☞ 「의약품 임상시험 계획 승인에 관한 규정」 (식약처 고시)

Q39. 임상시험용 항체의약품의 경우, 안정성 시험결과에 외삽하여 연장된 안정성 기간을 사용기간으로 기재할 수 있나요?

❍ 임상시험용 의약품의 경우 안정성시험계획서 및 안정성시험 이행서약서를 제출하시고 제출하신 안정성시험 계획 최대 기간까지 사용기간 기재가 가능합니다(예: '제조일로부터 최대 OO개월[안정성 시험계획서에 따라 자체검사]').

단, 이행서약서에는 제출한 계획서에 따라 안정성시험을 이행하고, 일탈 등 예기치 못한 이슈가 발생할 경우, 모든 시정 조치계획을 포함한 해당 사항을 식약처에 보고한다는 내용이 기재되어야 함을 안내드립니다.

【관련 규정】

☞ 「생물의약품의 안정성시험기준 질의응답집」 (민원인 안내서)

Q40. 완제의약품을 생리식염수에 희석하여 점적 주입하는 주사제를 개발하고 있습니다. 이때 사용 중 안정성시험(in-use stability) 결과를 1상 IND 승인 이후 환자 투약 개시 전에 제출해도 될까요?

○ 임상시험용의약품을 희석 후 바로 투여할 경우, 사용 중 안정성(in-use stability) 자료는 1상 임상시험계획 승인 신청 자료에 포함하지 않을 수 있습니다.

【관련 규정】

☞「생물의약품의 안정성시험기준 질의응답집」(민원인 안내서)

Q41. 국외에서 1상 임상시험을 실시했고 임상약품의 장기 안정성 시험 중 일부를 확보하고 있습니다. 국내 임상시험을 위해 새로 임상시험용의약품을 생산할 계획인데 새로 제조된 의약품의 1 개월 안정성 시험결과만 제출해도 될까요? 또한 신규 제조한 임상시험용 의약품의 사용기간은 기 확보한 장기 안정성 시험결과를 적용하여 작성해도 될까요?

○ 임상시험용의약품의 사용(유효)기한은 임상시험계획 승인 신청 시점까지 수행한 안정성시험 결과와 안정성시험 계획(안정성시험 이행서약서 등 포함)에 따라 자체 설정(예: ‘제조일로부터 최대 OO개월(안정성시험 계획서에 따라 자체검사’))이 가능합니다.

○ 특히 기 완료된 임상시험용의약품과 새로 제조되는 국내 임상시험용의약품 간의 제조방법 변경이 없는 동일한 공정이거나 제조방법에 변경이 있으나 비교 동등성 시험 자료가 제출된 경우 기 완료 임상시험용의약품의 안정성 결과를 활용하실 수 있습니다.

【관련 규정】

☞「생물의약품의 안정성시험 기준 질의응답집」(민원인 안내서)

Q42. 임상시험 시 공인 표준품이 없는 경우, 펩타이드맵핑과 같은 확인시험 시 실측치를 설정해 놓고 추후 기준 변경을 해도 될까요?

❍ 펩티드 지도작성법의 품질관리 규격은 일반적으로 '표준품의 펩티드 양상과 동등'으로 설정됩니다. 임상시험 단계에서는 자사 표준품을 설정하고 판정 기준은 상기 기준으로 판정하실 수 있습니다.

다만, 품목허가 시점에는 자사 표준품과 비교하되 분석법 개발 및 밸리데이션 결과 등을 토대로 '동등'에 대한 구체적인 기준 및 '유의한 새로운 피크'에 대한 정의를 확립하여 기준 및 시험방법에 설정할 것을 권고합니다.

❍ 상세한 절차는 「대한민국약전」 (식약처 고시) '일반시험법 73. 펩티드 지도 작성법'을 참조하시기 바랍니다.

【관련 규정】

☞ 「대한민국약전」 일반시험법 73. 펩티드 지도작성법 (식약처 고시)

☞ 「생물학적제제 등의 품목허가·심사 규정」 (식약처 고시)

☞ 「ICH 가이드라인 Q6B」 (규격 : 생물의약품의 시험절차 및 판정기준)

☞ 「원료의약품의 개발 및 제조 품질심사 가이드라인 (ICH Q7)」 (민원인 안내서)

Q43. 1상 임상시험계획 승인 신청 시, 임상시험용 배치 생산에 Type 1 유리 바이알이 아닌 다른 유리 용기 사용 시 제출 자료 요건에 대해 문의드립니다.

○ 식약처 고시 「의약품 임상시험 계획 승인에 관한 규정」에 따라 임상시험용의약품에 사용하려는 일차 포장을 서술해야 하며 완제품을 비표준적 용기 또는 기구, 공정서 미수재 용기를 사용할 경우 성상 및 기준을 기재해야 하며 제조원, 규격, 도면(시험성적서(CoA)포함) 제출이 필요합니다.

○ 또한, 의약품 허가 시에는 「의약품 용기 및 포장 적합성 평가 가이드라인」에 기재된 다음 자료의 제출이 필요함을 안내드립니다.

- 흡습성 평가
- 차광성 평가
- 의약품과의 배합 적합성
- 안전성 평가

상세 내용은 상기의 고시, 가이드라인 등을 참고하시기 바랍니다.

【관련 규정】

☞ 「의약품 임상시험 계획 승인에 관한 규정」 (식약처 고시)

☞ 「생물학적제제 등의 품목허가·심사 규정」 (식약처 고시)

☞ 「의약품 용기 및 포장 적합성 평가 가이드라인」 (민원인 안내서)

Q44. 1상 임상시험계획 승인 신청 시, 배합적합성(Compatability)과 침출물 평가방법(Leachable test) 결과를 제출해야 하나요?

❍ 배합적합성(Compatability)과 침출물 평가방법(Leachable test)은 품목허가 신청 시 제출하시면 됩니다.

❍ 배합적합성(Compatability)은 포장 구성 성분과 제형 사이의 상호작용을 확인하는 것으로 상호작용의 예는 다음과 같습니다.

① 주성분의 흡착이나 흡수 및 포장 구성 성분에 흡착 후 용해된 화학물질에 의한 주성분의 분해로 인한 함량 감소

② 흡수, 흡착 또는 흡착 후 용해된 물질에 의한 첨가제의 농도 감소

③ 침전

④ 제제의 pH 변화

⑤ 제형이나 포장 구성 성분의 변색

⑥ 포장 구성 성분의 취약성 증가

침출물 평가방법(Leachable test)은 안전성을 고려한 특정 수준 이상으로 의약품에 침출되어 존재하는 물질을 검출, 확인, 정량하는 것으로 기존의 알려진 독성자료를 활용하거나 독성학적 역치 개념을 적용하여 평가할 수 있습니다.

【관련 규정】

☞「생물학적제제 등의 품목허가·심사 규정」(식약처 고시)

☞「의약품 용기 및 포장 적합성 평가 가이드라인」(민원인 안내서)

Q45. 임상시험용 의약품 제조소로 GMP 인증을 받은 CMO 기관을 활용할 예정입니다. 제조소에 대해 어떤 자료를 제출해야 하나요?

○ 임상시험에 사용되는 의약품의 제조 및 품질관리는 「약사법」 제34조제3항제2호 및 「의약품 등의 안전에 관한 규칙」 제24조제1항제3호에 의하여 GMP 기준에 적합해야 합니다.

- 임상시험계획승인 신청 시 임상시험용의약품이 GMP에 맞게 제조되었음을 증명하는 자료를 제출해야 하며, 필요에 따라 서류평가 후 제조소 실태조사가 진행될 수 있습니다.
- 상세 내용은 「의약품 등의 안전에 관한 규칙」 [별표1], [별표2], [별표4의2], 「의약품 제조 및 품질관리에 관한 규정」 [별표 11]을 참고하시기 바랍니다.

【관련 규정】

☞ 「약사법」
☞ 「의약품 등의 안전에 관한 규칙」
☞ 「의약품 제조 및 품질관리에 관한 규정」 (식약처 고시)

Q46. 미생물 유래 세포외소포체를 이용한 치료제를 경구투여로 개발하고 있습니다. 원료의약품의 제조구역은 A grade으로 설정하고 제조 외 구역은 C grade로 설정하는 것이 적절할까요? 또한 원료의약품의 품질관리 시험 항목으로 무균시험 대신 미생물한도시험만 진행하는 것이 가능할지요?

○ 제조구역(또는 작업장) grade 설정 관련은 적절한 것으로 사료됩니다.

○ 원료의약품의 품질관리 시 무균 시험이나 미생물한도시험 여부는 해당 제조 공정에 따라 무균 공정을 거친 후면 무균시험, 무균 공정을 거치기 이전이면 미생물한도시험을 실시하실 수 있습니다.

【관련 규정】

☞ 「의약품 등의 안전에 관한 규칙」 [별표1], [별표3], [별표4-2]

Q47. 미생물을 이용한 바이오의약품으로 임상시험을 실시코자 합니다. 제품의 특성으로 인해 합성의약품을 생산하는 GMP 시설을 이용해야 합니다. 위탁생산이 가능할까요?

○ 임상시험용의약품은 「의약품등의 안전에 관한 규칙」 [별표1], [별표3], [별표4의2] 등 의약품 제조 및 품질관리 기준(GMP)에 따라 제조되어야 하므로,

- 상기 [별표1] 2.1 시설관리에 따라 「의약품 등의 제조업 및 수입자의 시설기준령 시행규칙」 제2조제1항에 따라 생물학적제제등의 작업소와 그 밖의 제제 작업소는 분리되어야 하며,
- 같은 규칙 제2조제2항에 따라 폐쇄식 기계설비 등에 의하여 교차 오염될 우려가 없는 작업소는 분리하지 않을 수 있습니다.
- 작업원의 보호, 교차오염 방지를 위해 시설을 분리하는 상기 규정의 취지를 고려해 제조공정, 약리학적, 독성학적, 화학적, 생물학적 특성을 검토하여 품질위험관리 원칙에 따라 교차오염 우려가 없도록 제조하여야 함을 알려드립니다.

【관련 규정】

☞ 「의약품등의 안전에 관한 규칙」

☞ 「의약품 등의 제조업 및 수입자의 시설 기준령 시행규칙」

2 안전성·유효성 심사 관련 [비임상시험(약리)]

Q1. 유전자재조합의약품 개발 시 임상적용 경로인 피하투여의 경우 짧은 반감기와 혈액 내로의 흡수 정도가 약해 독성동태시험 수행에 제약이 따릅니다. 이 경우 독성동태시험 자료 제출면제 가능 여부와 수행해야 한다면 GLP 기관에서 반드시 진행해야 하는지요?

○ 독성동태 시험의 경우, 피하투여로 수행한 독성시험에서 약물이 혈중으로 노출이 되지 않음을 입증하여야 하며, 피하투여 시 혈중에 노출이 되지 않을 경우 약물의 약동학적 평가를 위해서 정맥투여를 통한 약동학적 평가를 고려할 수 있습니다.

○ 독성시험과 별개로 약동학 시험을 시행할 경우 반드시 GLP를 준수할 것을 요구하지는 않으나, 생체 시료에 대한 약물 분석법은 적절하게 검증되어야 함을 안내드립니다.

【관련 규정】

☞ 「생물의약품 비임상시험 가이드라인」 (민원인 안내서)

Q2. 백신의 경우 면역 후 공격시험은 언제 제출해야하나요?

○ 코로나19 백신과 같이 시급성이 있는 감염병에 대한 백신이 아닌 경우, 1상 임상시험계획 승인 신청 시 효력시험 자료로서 감수성이 있는 동물에서 면역 후 공격시험(Challenge test)을 통한 방어여부를 확인하는 것을 원칙으로 하고 있습니다.

Q3. 단클론항체 의약품의 ADME 평가 시 주로 사용하거나 권고되는 동물군 및 평가 방법이 어떤 것이 있나요?

○ 단클론항체의약품의 ADME 평가 시 적절한 동물종은 다른 비임상시험 (약리·독성시험)과 동일한 원칙으로 인간과 유사한 결합력이나 약리학적 양상을 보이는 '관련종'을 선택해야 합니다.

【관련 규정】

☞「유전자재조합의약품 품질, 안전성 및 유효성 평가 가이드라인」(민원인 안내서)

☞「생물의약품 비임상시험 가이드라인」(민원인 안내서)

Q4. 내인성 단백질을 유전자재조합의약품으로 개발하고 있습니다. 제품 특성상 국소부위에 작용하고 전신 노출이 적으며 혈중에서 빠르게 분해됩니다. 이러한 근거로 ADME 시험이 면제 가능할지요?

○ 피하투여 및 정맥투여를 통한 PK/TK 분석 결과 및 약물의 특성 등을 고려하여 타당한 근거자료와 설명을 제시한다면 고려할 수 있습니다.

Q5. 미생물 유래 세포외소포체 치료제를 개발하고 있습니다. ADME 시험을 진행하고 있으나, 흡수나 대사 관련 결과 확보가 어렵습니다. 이에 임상시험계획 승인 신청 시 분포시험 결과만을 제출해도 될까요?

○ 흡수나 대사 관련 자료의 제출이 불가한 경우에는 이에 대한 근거자료나 이를 갈음할 수 있는 근거자료의 제출이 필요합니다.

【관련 규정】

☞ 「세포외소포체 품질, 비임상 및 임상평가 가이드라인」 (민원인 안내서)

Q6. 항약물항체의약품을 개발 중입니다. 이미 허가된 약물을 사용하여 항체에 접합시킬 경우 약물 단독에 대한 효력시험 자료를 제출해야 할까요?

○ 이미 허가되어 사용례가 있고 작용기전 및 효력에 대해 잘 알려진 약물이라면 개발사에서 별도의 효력시험을 수행하지 않아도 가능할 것으로 사료되나 알려진 효력에 대한 문헌 등 근거자료를 제출하시기 바랍니다.

Q7. 항체약물접합체(ADC)를 개발 중입니다. 접합되는 약물을 랫트와 원숭이에서 *In vivo* 대사 시험을 수행할 예정인데, 이때 GLP에 따라 수행되어야 하는지, 인간 혈장 donor에 대한 기준이 있는지요? 혈장 이외 다른 시험계에서 *in vivo* 대사시험을 추가 수행해야 할 필요가 있는지, CYP 억제 여부 등을 확인해야 하는지요?

❍ 생체외 혈장 안정성의 경우 non-GLP에서 수행 가능하며 건강한 공여자의 혈장을 사용하실 것을 안내드립니다. 또한 ADC에 접합된 약물의 특성에 따라 약물상호작용이 있을 수 있습니다. 예를 들어 잘 알려진 MMAE의 경우 약물 간 상호작용을 유발할 수 있으며 이는 안전성 및 유효성에 영향을 줄 수 있습니다. 따라서, 간세포 등을 이용한 CYP 억제 및 유도 평가 수행을 통해 MMAE와 다른 약물간의 상호작용을 규명하실 것을 권고드리며 기허가 사례 또는 문헌 등으로 충분히 설명가능하실 경우 해당 자료로 갈음 가능함을 안내드립니다.

Q8. 항약물항체 의약품을 개발하고 있습니다. 안전성 프로파일에 대해 잘 알려진 약물을 접합한 경우, 약물 단독에 대한 별도의 hERG 시험이 필요할지 문의드립니다.

❍ 접합 약물의 안전성에 대한 문헌 등 타당한 근거를 제출하실 경우, 약물 단독에 대한 별도의 hERG 시험은 미수행하셔도 가능할 것으로 사료됩니다.

【관련 규정】

☞ 「의약품등의 약리시험기준」 (식약처 고시)

☞ 「유전자재조합의약품의 품질, 안전성 및 유효성 평가 가이드라인」 (민원인 안내서)

Q9. 항약물항체를 개발 중이며 이때 접합하는 약물은 잘 알려진 MMAE를 사용할 계획입니다. 분포시험에 대한 자료로서 MMAE에 대한 별도의 혈장 단백 결합자료가 필요할지, MMAE는 광독성이 없다고 알려져 있는 바, 이를 면제받고자 하는데 의견이 어떠신지요?

○ MMAE는 세포독성을 야기하는 약리학적 활성물질로서 농도에 따른 혈장에서 단백질 결합율의 평가는 약물의 약리학적 특성을 이해하는데 필요할 것으로 판단됩니다. 다만 해당 자료는 문헌 등의 자료로 제출 가능함을 알려드립니다.

○ 광독성 시험의 경우 MMAE의 안전성에 대한 문헌 등 타당한 근거와 함께 타당한 미수행 근거가 있다면 면제 가능합니다.

Q10. 항체치료제를 개발 중입니다. 원숭이를 이용한 PK 시험을 수행하는데 암컷 또는 수컷 중 한 종만을 선정하여 2-3마리로 진행 가능할지요?

○ 각 투여량별로 사용되는 동물 수는 독성의 검출 능력에 직접 영향을 미칩니다. 실험동물의 수가 적을 경우 독성의 강하고 약한 정도와 관계없이 발현 빈도만 관찰되므로 잘못된 정보를 얻을 수 있습니다.

성별의 선정 관련, 암수를 모두 선정하여 시험을 수행할 것을 권고드리며, 하나의 성별만을 선택하여 시험을 수행할 경우에는 이에 대한 타당성을 제시하여야 합니다.

【관련 규정】

☞ 「생물의약품 비임상시험 가이드라인」(민원인 안내서)

Q11. 원숭이와 랫트의 반복독성 시험에서 TK 분석을 수행할 예정입니다. 이 경우, TK 결과로 PK 결과를 갈음할 수 있을지와 PK 자료 갈음 가능 시 독성시험에서의 용량 설정 시 고려해야 할 사항이 있을지요?

○ 투여경로, 투여 횟수 및 투여 용량이 임상에서의 용법용량을 대표할 경우, TK 시험으로 PK시험을 갈음할 수 있을 것으로 판단됩니다.

Q12. 비임상시험 PK 지표로 Cmax, AUC, half-life 등의 한정된 약동학 지표를 평가할 예정입니다. 1상 임상시험 신청을 위해서 추가로 평가되어야 할 항목들이 있을지요?

○ 일반적인 약동학적 평가변수는 제안하신 수준이 가능할 것으로 사료됩니다. 1상 임상시험 시 투여용량 선정, 일정 및 용량 증가에 활용하기 위한 비임상시험의 약동학 지표는 Cmax, AUC 및 반감기(half-life) 등임을 안내드립니다.

【관련 규정】

☞「유전자재조합의약품 품질, 안전성 및 유효성 평가 가이드라인」(민원인 안내서)

Q13. 보툴리눔 독소제제를 개발 중입니다. 안전성약리시험 중 심혈관계 시험에서 direct ECG 시험을 통해 심전도, 맥박수를 측정할 계획이 적절할까요?

○ 안전성약리시험 중 심혈관계 시험에서 귀사에서 제안하신 심전도와 맥박수 측정 이외에 혈압, 심실 재분극 지연 등의 항목이 포함되어 수행되어야 할 것으로 사료됩니다.

【관련 규정】

☞「의약품등의 약리시험기준」(식약처 고시)

Q14. 항체의약품을 개발 중입니다. 개발중인 항체는 사람 조직에만 결합하고 동물종에는 결합하지 않습니다. 이 경우 동물종에 결합하는 유사항체를 만들어서 약리시험을 수행할 수 있나요?

○ 적절한 동물종이 없는 경우 동물 모델에서 cross reactivity가 있다고 알려진 surrogate antibody를 이용한 약리 시험자료가 개념증명 차원에서의 근거자료로 가능할 것으로 사료됩니다. 다만 surrogate antibody를 사용할 수 밖에 없는 근거자료도 준비하시기를 권고드립니다.

Q15. 항암제를 개발 중입니다. 단독 요법 이외에 다양한 임상시험용의약품 혹은 기허가된 의약품과 병용을 계획 할 경우 모든 병용 의약품과의 효력시험을 수행해야 할까요?

○ 병용 요법에 대한 근거로 병용의약품과 시험한 효력시험 자료를 제출하는 것이 원칙입니다. 직접적인 효력시험 자료가 없는 경우 병용요법에 대한 과학적 타당성을 확인할 수 있는 근거자료(문헌 등) 제출을 통해 설명이 필요합니다.

3 안전성·유효성 심사 관련 [비임상시험(독성)]

Q1. 주성분이 유전자재조합 단백질인 경우, 독성시험에 사용할 동물은 어떤 종을 선택해야 하나요?

❍ 유전자재조합 단백질의 독성시험은 일반적으로 두 종류의 적절한 동물 종을 사용하여 평가되어야 합니다. 이때 적절한 동물 종은 시험물질이 약리학적 활성을 나타낼 수 있는 동물 종을 의미합니다.

❍ 다만 정당한 이유가 있는 경우(예, 적절한 동물 종이 한 종류만 확인되었거나 생명공학의약품의 생물학적 특성이 충분히 해명되는 경우) 한 종의 적절한 동물만으로 충분할 수 있습니다.

【관련 규정】

☞ 「생물의약품 비임상시험 가이드라인」 (민원인 안내서)

☞ 「유전자재조합의약품의 품질, 안전성 및 유효성 평가 가이드라인」 (민원인 안내서)

Q2. 독성시험에서 영장류가 아닌 설치류와 미니피그를 이용해도 될지요?

❍ 독성시험의 경우, 일반적으로 시험물질이 약리학적으로 활성을 보이는 2종의 모델(설치류 1종과 비설치류 1종)에서 평가할 것을 권고하고 있습니다. 따라서, 제시하신 모델이 개발 제품에 약리학적 활성을 보임을 증명할 경우 관련종으로 활용 가능하실 것으로 사료됩니다.

【관련 규정】

☞ 「생물의약품 비임상시험 가이드라인」 (민원인 안내서)

Q3. 항체의약품 개발을 위한 비임상 독성시험의 용량 설정의 기준에 대해 문의드립니다.

❍ 독성시험에서의 용량설정은 독성을 나타내는 용량 및 무독성용량(NOAEL)을 포함하여 용량에 따른 반응을 평가할 수 있도록 설정하여야 합니다. GLP 독성시험의 용량군 설정을 위해 예비 독성시험에서 용량반응 평가를 선행해보시고 이 정보를 활용하시기 권고드립니다.

❍ 만약, 예비 독성시험에서 독성용량을 확인할 수 없는 경우 약리활성을 나타내는 용량 및 임상에서의 예상 최대 노출 용량 등을 고려하여 용량군을 설정할 수 있습니다.

【관련 규정】

☞「유전자재조합의약품 품질, 안전성 및 유효성 평가 가이드라인」(민원인 안내서)

☞「생물의약품 비임상시험 가이드라인」(민원인 안내서)

Q4. 비강 점적용 유전자재조합 의약품을 개발하고 있습니다. GLP 기관에서 랫드에서 독성시험을 진행할 계획으로 비강 점적용 치료 모델의 독성시험 범위를 문의합니다.

○ 개발하시는 의료제품은 유전자재조합의약품 신약에 해당될 것으로 사료됨에 따라 임상시험 계획승인을 위해서는 「의약품 임상시험 계획 승인에 관한 규정」 제4조 [별표1] 7. 유전자재조합의약품의 자료제출 범위에 해당하는 비임상시험 자료를 제출하셔야 합니다.

○ 문의하신 독성시험의 경우, 일반적으로 시험물질이 약리학적으로 활성인 2종의 모델(설치류 1종과 비설치류 1종)에서 평가할 것을 권고하고 있으며 1종의 모델에서만 평가할 경우 타당한 근거자료를 제시하셔야 합니다.

○ 또한 사용례가 없는 성분으로 발암성 및 면역독성시험 결과가 요구되어질 수 있으며 미수행의 경우 타당한 미수행 사유를 제출하셔야하며, 해당 의약품의 임상 적용 환자군에 따라 생식·발생독성시험 자료 또한 요구될 수 있습니다. 개발하시고자 하시는 제제학적 특성에 따라, 비강 투여 시 비강 조직에의 자극성 시험 자료가 요구될 수 있으며 이는 반복투여 독성시험 시 함께 평가하실 수 있습니다.

○ 추가로, 해당 약제의 전신독성 가능성에 대한 평가가 필요하며, 만약 해당 약제의 특성이 전신독성의 가능성이 없다면 이에 대한 타당한 근거자료를 제시하셔야 합니다.

【관련 규정】

☞ 「의약품 임상시험 계획 승인에 관한 규정」 (식약처 고시)

☞ 「생물의약품 비임상시험 가이드라인」 (민원인 안내서)

☞ 「유전자재조합의약품의 품질, 안전성 및 유효성 평가 가이드라인」 (민원인 안내서)

Q5. 영장류 시험 시 2주 DRF 반복투여에서는 총 4군, 군당 암수 2마리로 시험하고, 4주 반복 투여에서는 총 4군, 군당 암수 3마리로 시험 진행하는데 시험개체수에 대해 적절한가요?

○ 「의약품등의 독성시험기준」과 ICH S9에 따라 비설치류를 대상으로 한 반복투여 독성시험의 경우, 투여군은 적어도 3마리/성별/군으로 구성되고 추가로 회복군은 2마리/성별/군으로 구성하는 것이 적절할 것으로 사료됩니다. DRF 시험의 경우, 반복투여독성시험의 적정용량 설정을 위하여 실시되는 예비시험으로 군 당 최소 동물 수에 대한 제약은 없으나 시험결과를 해석할 수 있는 충분한 수로 설정하여야 합니다.

【관련 규정】

☞ 「의약품등의 독성시험기준」 (식약처 고시)

☞ 「생물의약품 비임상시험 가이드라인」 (민원인 안내서)

☞ 「ICH S9」

Q6. *In vivo* 효력시험 및 re-challenge 시험에서 특별한 독성이 발견되지 않아 설치류의 4주 반복 독성시험에서 회복기간을 최소기간인 2주만 두려고 하는데 회복기간에 대한 지켜야하는 기준이 있나요?

○ 「의약품등의 독성시험기준」에서는 반복투여독성시험에서의 회복기간에 대한 구체적으로 명시하고 있지는 않습니다.

○ 다만, 제시하신 2주의 회복기간이 개발하시는 의료제품의 회복성과 지연성을 충분히 평가할 수 있는 기간인지 고려가 필요할 것 같습니다. 일반적으로 반복투여독성시험의 0.5~0.75에 해당하는 기간을 회복기간으로 설정하나 이는 개발 의료제품의 특성과 약리학적 및 독성학적 효과를 고려하여 설정하여야 하며, 기간 설정에 대한 타당한 근거 제시가 요구됩니다.

【관련 규정】

☞ 「의약품등의 독성시험기준」 (식약처 고시)

☞ 「생물의약품 비임상시험 가이드라인」 (민원인 안내서)

Q7. 1/2상 임상시험에서 단회 투여, 3상 임상시험에서 최대 2회 반복 투여를 계획하고 있습니다. 본 임상시험 진입을 위해 원숭이에서 주 2회 투여 4주 반복투여독성시험을 수행하고자 하는데 타당할까요?

○ 계획하신 반복독성시험은 임상시험계획 투여를 포함하므로 가능할 것으로 사료됩니다.

【관련 규정】

☞「생물의약품 비임상시험 가이드라인」(민원인 안내서)

Q8. 반복투여독성시험 병리조직학적 검사 항목 중 대동맥, 응고샘, 말초신경, 골격근 분석은 마우스를 이용한 독성시험에서 포함되어야 하는 항목이 맞는지요?

○「의약품등의 독성시험기준」(식약처 고시), [별표2]에 추가된 관련 내용은 설치류와 비설치류에 대하여 병리조직학적 검사 실시할 때 포함되어야 하는 장기입니다.

【관련 규정】

☞「의약품등의 독성시험기준」(식약처 고시)

Q9. 난임 치료제는 질내 투여하는 연질캡슐 난임치료제 개발 시, 비설치류 독성시험에서 토끼를 사용해도 될지요?

○ 「의약품 등의 독성시험 기준」(식약처 고시)에 따라 독성시험은 1종의 설치류와 1종의 토끼를 제외한 비설치류(1종에 대해서는 최소한 암·수 모두 포함)에서 수행되어야 합니다. 토끼의 경우 일반증상의 해석이 쉽지 않다는 점에서 독성동태시험과 독성시험에서 적절하지 않은 모델로 고려됩니다.

○ 제시하신 비설치류 독성시험에서 토끼를 사용할 수 있는 경우는, 임상시험 물질에 대해 약리학적으로 연관된 종이 토끼로 한정되어 있거나 기타 타당한 근거를 제시하여 입증하는 경우이므로 잘 고려하시기 바랍니다.

【관련 규정】

☞「의약품 임상시험 계획 승인에 관한 규정」(식약처 고시)

☞「의약품등의 독성시험기준」(식약처 고시)

☞「생물의약품 비임상시험 가이드라인」(민원인 안내서)

Q10. 단클론항체 의약품 개발 시, 설치류와 영장류에서 단회투여, 2주 DRF 반복투여, 4주 반복투여 시험을 진행하되, SEND는 4주 반복투여만 작성하려고 하는데, SEND 2주 DRF 반복투여는 필수사항이 아닌지요?

❍ 「의약품등의 독성시험기준」에 따라 용량설정시험(DRF)의 경우 3개월 이상의 반복투여독성시험에서 적정용량 설정을 위하여 예비시험으로 수행하도록 권고하고 있습니다. 따라서 4주 반복투여독성시험을 계획하는 경우, 2주 DRF 반복투여 시험자료는 반드시 요구되는 것은 아닙니다. 다만, 반복투여독성시험의 용량설정에 대한 타당한 근거자료로 DRF 반복투여독성시험 결과가 요구될 수 있음을 알려드립니다.

❍ 추가로, 항암제의 경우 4주 반복투여독성시험은 1상 임상시험을 위한 자료로는 적합하지만, 품목허가를 위한 반복투여독성시험 기간은 일반적으로 3개월로 권고하고 있으니 참고하시기 바랍니다.

【관련 규정】

☞ 「의약품등의 독성시험기준」 (식약처 고시)

☞ 「항암제 비임상시험 가이드라인」 (민원인 안내서)

☞ 「생물의약품 비임상시험 가이드라인」 (민원인 안내서)

Q11. 반복투여독성시험 진행 시 투약 기간 및 회복 기간에 대한 기준이 있는지요? 또한 설치류 및 비설치류 모두 동일한 조건으로 시험을 진행해야 할지 문의드립니다.

○ 반복투여독성시험의 시험 기간은 임상시험에서 진행할 투여기간을 고려하여야 하며, 설치류 및 비설치류에 동일하게 적용됩니다. 일반적으로 유전자재조합항암제의 경우 13주 반복독성시험을 실시할 때 1~3개월 회복기간으로 수행하는 경우가 많습니다.

【관련 규정】

☞「의약품등의 독성시험기준」(식약처 고시)

☞「유전자재조합의약품 품질, 안전성 및 유효성 평가 가이드라인」(민원인 안내서)

☞「생물의약품 비임상시험 가이드라인」(민원인 안내서)

☞「항암제 비임상시험 가이드라인」(민원인 안내서)

Q12. 항체의약품의 1상 IND 신청을 위한 비임상시험 자료로, 4주 반복투여독성시험 자료 제출 시 단회투여독성시험은 면제 가능할지요?

○ 일반적으로 적절한 반복투여독성시험이 있는 경우 GLP 수준의 단회투여독성시험 결과가 반드시 필요한 것은 아닙니다. 다만 독성 자료 심사 중 투여용량 등 근거 자료(예, Dose Range Finding study 등)가 요구될 수 있으니 이를 고려하시기 바랍니다.

【관련 규정】

☞「유전자재조합의약품 품질, 안전성 및 유효성 가이드라인」(민원인 안내서)

Q13. 고형암 치료를 위한 단클론 항체치료제로 3주에 1회 투여하는 1상 시험을 계획하고 있습니다. 이를 위한 독성시험으로 랫트와 원숭이에서 3주 간격으로 2회 투여하는 반복독성시험을 수행하고자 합니다. 더 장기간의 반복 독성시험이 필요할지 문의드립니다.

- 「의약품 임상시험 계획 승인에 관한 규정」 [별표 5]에서 제시하는 바와 같이, 계획하신 반복투여독성시험 계획은 1상 임상시험을 위한 자료로는 적합할 것으로 판단됩니다.
- 다만, 품목허가를 위한 반복투여독성시험 기간은 용법을 고려하여 일반적으로 3개월 이상으로 권고하고 있으니 참고바랍니다.

【관련 규정】

☞「의약품 임상시험 계획 승인에 관한 규정」(식약처 고시)

☞「항암제 비임상시험 가이드라인」(민원인 안내서)

☞「생물의약품 비임상시험 가이드라인」(민원인 안내서)

Q14. 유전자재조합의약품(신약)을 개발하는 경우, 비임상시험 제출자료로 단회 투여, 반복투여, 안전성약리, 면역원성 시험 자료를 제출하면 되나요?

❍ 일반적으로 유전자재조합의약품(신약)의 경우 제안하신 독성시험 이외에 생식 · 발생독성 시험자료가 요구될 수 있으며

- 생식 · 발생독성 시험자료의 필요성 및 제출시점은 개발 성분의 특성, 작용기전, 적응증, 임상단계 및 대상환자 등에 따라 달라지나 초기임상에는 임상시험계획에 적절한 피임방법으로 대상자를 보호한다는 조건으로 제출이 면제될 수 있습니다.

❍ 일반적으로 합성의약품에 적용되는 표준적인 유전독성 및 발암성 시험은 유전자재조합의약품에 적절하지 않습니다. 다만, 약물 결합 단백질 의약품 내에 유기결합 분자가 존재하거나 의약품이 증식을 선택적으로 촉진하는 등 유전독성 또는 발암성 유발이 우려되는 경우 적절한 시험계로 시험하는 것을 고려해야 합니다.

【관련 규정】

☞ 「유전자재조합의약품의 품질, 안전성 및 유효성 가이드라인」(민원인 안내서)

☞ 「생물의약품 비임상시험 가이드라인」(민원인 안내서)

Q15. 새로운 항원에 대한 불활화 백신을 개발 시 비임상시험 자료 요건이 어떻게 될까요?

❍ 비임상 독성 시험에서의 투여용량, 투여경로는 임상 적용 예정 용법·용량에 따라 설정할 수 있으며, 적절한 안전성 정보의 확보를 위해 반복투여독성시험 등에서 최소 2개 이상의 용량군을 설정하여 시험을 수행해야 합니다.

단회투여 및 국소독성(또는 국소내성)은 반복독성시험에서 평가할 수 있으며, 반복투여독성시험 회복군의 회복기간은 개발 중이신 백신의 특성과 작용기전을 고려하여 충분한 기간으로의 설정이 필요합니다.

❍ 유전독성시험과 발암성시험은 새로운 면역증강제(또는 첨가제 등)가 사용되지 아니할 경우 일반적인 세포배양 불활화 백신에서는 요구되지 않으나, 그 면제 사유는 제시하여야 합니다.

❍ 생식발생독성시험은 적절한 피임법 등의 가임여성의 보호대책 제시되거나 또는 임신 가능한 자를 제외하는 등의 임상시험 계획이 명확한 경우 1상 임상시험의 진입은 가능하나, 대규모의 가임여성이 참여하는 후기 임상시험(2b 또는 3상)계획 승인 신청 시에는 해당 독성자료를 제출해야 합니다.

❍ 추가로, 새로운 항원의 백신이 국내 사용경험이 없는 신약에 해당할 경우 안전성 약리시험이 요구 될 수 있으며, 이 때 안전성약리지표를 평가변수에 포함하여 반복투여독성시험을 설계할 수도 있음을 안내드립니다.

【관련 규정】

☞ 「생물의약품 비임상시험 가이드라인」(민원인 안내서)

Q16. 약독화 바이러스 생백신을 개발하고 있습니다. 임상 1상을 위해 준비해야 하는 비임상 유효성 시험 및 안전성 시험 자료의 범위는 어떻게 되나요?

○ 임상시험계획 승인을 위한 비임상시험 자료는「의약품 임상시험 계획 승인에 관한 규정」제4조 '[별표1] 7. 생물학적제제의 자료제출 범위'를 참고하시기 바랍니다.

○ 안전성약리시험은「의약품등의 약리시험 기준」[별표]를 참고하시기 바라며, 타당한 경우 반복투여독성시험에 안전성약리지표를 평가변수로 포함하여 수행할 수 있습니다.

○ 약독화 생백신의 ADME의 경우 체내 잔존 기간을 포함한 체내 분포 및 배출에 대한 평가가 요구되며 배출되는 백신 바이러스의 잠재적 감염력에 대한 평가 또한 요구될 수 있습니다.

○ 독성시험의 경우, 단회투여 독성시험, 국소내성시험은 반복투여 독성시험에 포함하여 진행하실 수 있으며, 반복투여독성시험 결과에 따라 추가 자료가 요구될 수 있습니다.

○ 생식·발생독성시험은 1상 IND 신청 시는 적절한 피임법 등으로 관련 시험대상자(가임여성 등)를 적절하게 보호하거나, 비가임 여성을 대상으로 하는 경우에는 동 독성시험 자료를 의무적으로 제출할 필요는 없으나, 가임여성 등이 시험대상자로 대규모로 모집되는 3상 임상시험 시에는 해당 단계의 임상시험계획(변경) 승인 신청 시 생식·발생독성시험 자료의 제출이 필요합니다.

○ 유전 및 발암성시험을 수행하지 않을 경우 타당한 면제 사유를 제시하시되, 약독화 생백신의 경우 신경독성시험이 요구될 수 있으니 참고바랍니다.

【관련 규정】

☞「의약품 임상시험 계획 승인에 관한 규정」(식약처 고시)

☞「의약품등의 약리시험 기준」(식약처 고시)

☞「생물의약품 비임상시험 가이드라인」(민원인 안내서)

Q17. 내인성 단백질로 단회투여 예정인 유전자재조합의약품입니다. 이 때 유전독성 시험, 생식발생 독성시험, 발암성시험이 면제 가능할지요?

○ 단회투여 국소작용 유전자재조합의약품의 경우 ICH S6(R1)에 따라 해당되는 경우가 아니면 유전독성 및 발암성 시험이 일반적으로 요구되지 않습니다.

○ 생식·발생독성시험의 경우, 반복투여 독성시험 결과에서 특이한 관련 조직의 소견이 없고 PK/TK 시험을 통해 전신 노출 가능성이 제한적이며 국소에서 작용함이 확인된 경우에는 면제 가능합니다.

○ 다만 PK/TK 시험 결과 전신 노출이 확인될 경우, 생식발생 독성시험이 요구됩니다. 이 경우 적절한 피임법 등의 해당 시험대상자의 보호를 통해 생식·발생독성시험 자료 제출 없이 1상 임상시험은 진행 가능하나 품목허가 신청 시엔 해당 자료 제출이 필요합니다.

【관련 규정】

☞ 「유전자재조합의약품의 품질, 안전성 및 유효성 평가 가이드라인」(민원인 안내서)

☞ 「ICH S6(R1)」

Q18. T 세포를 활성화 시키는 기전의 면역항암제를 개발하고 있습니다. 일반적인 독성시험 이외 기타 추가해야 하는 사항이 있을까요?

❍ T 세포를 활성화 시키는 제품의 경우 세포성 면역의 과다 활성화를 고려하시기 바랍니다. 예를 들어 임상시험 시 자주 관찰되는 CRS (Cytokine Release Syndrom)의 가능성을 염두하여 반복투여독성시험 시 면역계 조직이나 면역세포의 변화를 평가할 수 있습니다. 다만 인체와 동물간의 차이로 인해 독성시험에서 면역계의 과다 활성화가 명확히 관찰되지 않을 수도 있으니 임상시험계획에서 안전성 관리 항목으로 계획하시길 권고드립니다.

【관련 규정】

☞ 「생물의약품 비임상시험 가이드라인」 (민원인 안내서)

☞ 「유전자재조합의약품의 품질, 안전성 및 유효성 평가 가이드라인」 (민원인 안내서)

Q19. 진행성 암환자의 임상시험을 위한 독성시험 계획으로 생식독성시험은 1상에서는 진행하지 않으려고 합니다. 이에 대한 의견 부탁드립니다.

❍ 진행성 암환자를 대상으로 항암제 개발을 계획하는 경우 「항암제 비임상시험 가이드라인」과 ICH S9에서 명시한 바와 같이, 생식·발생독성시험의 경우 진행성 암환자 치료목적의 1상 임상시험을 위해서는 필수 사항은 아니나, 임상 2b, 3상과 같은 많은 수의 시험대상자가 등록되는 임상시험 승인 신청 시에는 생식독성시험 자료의 제출이 필요합니다.

【관련 규정】

☞ 「항암제 비임상시험 가이드라인」 (민원인 안내서)

☞ 「ICH S9」

Q20. 질내 국소 투여 의약품을 개발하고 있습니다. 1상 임상시험에서 건강한 여성 혹은 폐경기 여성만을 시험 대상자를 결정할 계획입니다. 의약품의 국소 분포만을 증명한다면 임상 1상 IND 신청 시 생식·발생독성연구를 면제할 수 있는지 궁금합니다.

❍ 일반적으로, 「의약품 임상시험계획 승인에 관한 규정」 (식약처 고시) [별표 1]의 주3과 주4에 명시된 바와 같이 반복투여독성시험에서 수컷과 암컷 생식기관에 대한 평가 등 적절한 검토가 이루어진 경우 이중피임법과 같은 적절한 피임법 등으로 관련 시험대상자(가임여성 등)를 적절하게 보호하거나, 폐경기 이후 등 임신 가능성이 없는 여성을 대상으로 하는 경우에는 생식·발생독성시험 자료 없이 임상시험을 실시할 수 있습니다.

❍ 다만, 가임여성 등이 시험대상자로 대규모로 모집되는 3상 임상시험계획 신청 시에는 생식·발생독성시험 자료의 제출이 필요합니다.

【관련 규정】

☞ 「의약품 임상시험 계획 승인에 관한 규정」 (식약처 고시)

☞ 「생물의약품 비임상시험 가이드라인」 (민원인 안내서)

Q21. 단클론항체의약품을 개발중입니다. 임상시험 시 가임기 여성을 포함해야 하는 경우 반드시 배태자 발생시험 자료가 필요한가요? 배태자 발생시험이 요구될 경우, non-GLP 배태자 발생 예비시험 자료를 제출해도 될까요?

❍ 반복투여독성시험에서 자성 및 웅성 생식기관에 대한 충분한 검토가 이루어졌고 임상시험계획 시 적절한 피임법 등 가임여성을 보호할 수 있는 대책을 마련한 경우, 초기 임상시험은 타당한 생식·발생독성시험자료의 제출 없이 가임기 여성을 포함하여 수행할 수 있습니다.

【관련 규정】

☞「유전자재조합의약품의 품질, 안전성 및 유효성 평가 가이드라인」(민원인 안내서)

☞「생물의약품 비임상시험 가이드라인」(민원인 안내서)

Q22. 성장인자에 대한 유전자재조합의약품을 개발 중입니다. 1상 IND 신청 시, 단회/반복투여 독성시험과 PK/TK 시험결과를 제출하고, 생식발생독성과 종양증식능 시험은 품목허가 신청 시 제출 가능할까요?

❍ 생식발생독성시험은 반복투여 독성시험에서 자성 및 웅성 생식기관에 대한 충분한 검토가 이루어지고, 적절한 피임법 등으로 해당 시험대상자가 적절하게 보호될 경우, 1상 임상시험계획 승인 신청 시 해당 독성자료의 제출이 면제될 수 있을 것으로 사료되나, 대규모의 시험대상자가 모집되는 3상 임상시험계획 승인 신청 시 또는 품목허가 신청 시에는 해당 시험자료의 제출이 필요할 것으로 판단됩니다.

❍ 반면, 종양증식능시험을 수행하신 다면 1상 임상시험계획 승인 신청 시 제출이 타당할 것으로 사료됩니다.

【관련 규정】

☞「유전자재조합의약품 품질, 안전성 및 유효성 평가 가이드라인」(민원인 안내서)

Q23. MMAE가 결합된 항약물항체를 항암제로 개발 중으로 바, 유전독성 시험 자료를 면제받고자 합니다. 이에 대한 타당성 여부를 문의드립니다

○ 항체의약품의 경우 ICH S6(R1)에 따라 유전독성시험은 일반적으로 요구되지는 않습니다. 다만, 개발하시는 항약물항체의 경우, 링커-payload와 같은 유기결합 분자가 존재함에 따라 해당 유기물질의 유전독성 여부에 대한 근거자료가 요구됩니다. MMAE와 같이 알려진 물질의 경우 해당 물질의 유전독성 여부에 대한 문헌 정보 등을 제출하실 것을 안내드립니다.

【관련 규정】

☞「ICH S6(R1)」

Q24. 피하투여 효소제제인 신약을 개발 중으로, 독성시험 시 고려해야 할 사항은 무엇인가요?

○ 단회 및 반복투여독성 시험은 원칙적으로 임상적용 경로 투여로 평가해야 하나, 제품 특성 상 피하투여 만으로 약물의 독성 및 PK 등 성질을 충분히 규명하기 어려운 경우 전신독성 여부 평가를 위해 정맥투여가 요구될 수 있습니다.

○ 1상 임상은 적절한 피임법 등의 해당 시험대상자의 보호를 통해 생식·발생 독성시험 자료 제출 없이 진행이 가능하나, 대규모 시험대상자가 참여하는 2b 또는 3상 임상시험(또는 품목허가 신청 시) 승인 신청 시 자료를 제출하여야 합니다. 또한 SC 투여의 경우 개별시험 또는 반복투여 독성시험에 포함하여 국소내성 확인이 필요하며 유전독성, 발암성시험 등 자료 미제출 시는 타당한 근거를 제시하셔야 함을 안내 드립니다.

【관련 규정】

☞「생물의약품 비임상시험 가이드라인」(민원인 안내서)

Q25. 항체의약품을 IV 제형과 SC 제형 두 가지로 개발코자 합니다. IV 제형으로 독성시험을 인정 가능하게 완료했다고 가정한다면 추가적으로 SC 제형의 독성시험으로 국소내성시험만 수행하여도 될지요?

○ 일반적으로 IV제형 독성시험 결과로 SC제형 시험을 갈음하고자 할 경우, IV제형의 독성시험 결과가 예정되는 SC 투여용량과 투여횟수를 포함할 수 있어야 합니다. 추가로, IV제형 반복독성시험 결과를 기반으로 SC제형과 IV제형에 대한 PK 비교시험 결과 (SC제형의 bioavailability 자료 포함), 국소독성시험결과 등에 대한 자료가 필요할 것으로 사료됩니다.

【관련 규정】

☞「유전자재조합의약품 품질, 안전성 및 유효성 평가 가이드라인」(민원인 안내서)

Q26. 독성시험 병리조직학적 검사를 수행해야 하는 장기조직에 포함되어있는 응고샘의 경우, 원숭이에서는 응고샘이 따로 없는 것으로 나오는데 확인해야 하는 대체 장기가 있을까요?

○ 랫드와 같은 설치동물은 전립선의 일부가 변형된 형태로 정낭에 응고샘이 존재하지만, 원숭이의 경우 응고샘이 존재하지 않으므로 응고샘을 제외하고 원칙적으로 병리조직학적 검사해야 할 장기조직과 기타 육안적 병변이 관찰된 장기나 조직에 대해 검사를 실시하시기 바랍니다.

Q27. 항체의약품 개발 중 사람과 마우스 간의 cross-reactivity가 있음을 확인한 데이터를 확보한 상태로, 조직 교차 반응성(TCR) 연구는 임상 2,3상에서 계획하고자 합니다. TCR 연구 수행 시점에 대한 의견 부탁드립니다.

❍ 조직 교차 반응성(TCR) 연구는 시험관 내 조직결합 시험법으로 면역조직화학(IHC) 기술을 사용하며, 조직에서 항원결정기에 대한 단클론항체의 결합 특성을 평가하는데 사용됩니다. 비표적 조직에 대한 결합은 안전성에 있어서 심각한 결과를 초래할 수 있기 때문에 교차반응이나 비표적 조직에 대한 결합 여부를 규명하기 위한, 인체 조직 패널과 동물조직 패널에 대한 TCR 연구는 초기 임상 용량을 뒷받침하는 안전성 평가 시험의 일부로서 임상 1상 이전에 수행할 것을 권고하고 있습니다.

【관련 규정】

☞「생물의약품 비임상시험 가이드라인」(민원인 안내서)

☞「유전자재조합의약품 품질, 안전성 및 유효성 평가 가이드라인」(민원인 안내서)

Q28. 개발하는 항체의 특성상 IHC 분석이 불가한 경우, 조직교차 반응성 시험을 생략할 수 있는지 문의드립니다.

❍ 조직교차반응성 시험은 일반적으로 IHC로 분석하나 제품 특성 상 분석이 어려울 수 있습니다. 이 경우 알려진 다른 방법(예. in situ hybridization, 타겟 RNA 및 단백질의 조직 내 분포 등)을 사용하실 수 있으며 이 경우 해당 자료의 적절성과 타당성에 대한 설명이 요구됩니다.

【관련 규정】

☞「유전자재조합의약품 품질, 안전성 및 유효성 평가 가이드라인」(민원인 안내서)

Q29. 비임상시험의 경우 임상시험보다 훨씬 높은 농도의 시험물질을 투여하다 보니 임상시험용의약품과 동일 제형을 이용할 경우, 삼투압이 증가하는 문제가 있습니다. 이를 해결하기 위해 임상시험용의약품과 다른 희석용액을 사용코자 하는데 가능할까요?

❍ 원칙적으로 비임상시험에 사용되는 물질은 임상시험용의약품을 대표할 수 있는 물질로 실시해야 합니다. 만약, 비임상시험에 사용되는 물질의 조성 및 제조방법 등이 임상시험에 사용되는 물질과 다를 경우, 두 물질 간의 동등성을 입증하는 자료가 필요합니다.

【관련 규정】

☞「생물의약품 비임상시험 가이드라인」(민원인 안내서)

Q30. 개발 의약품은 연질캡슐로 임상투여 시 질내투여를 하도록 할 예정이지만 독성시험에서는 충분한 safety margin을 확보하기 위해 원말을 PBS에 녹인 후 파이펫으로 질내 투여하는 방식을 취하고자 합니다. 이러한 투여방식이 문제가 없을지 궁금합니다.

❍ 투여량 등의 제한점이 없는 경우 해당 방법으로 투여 가능하다고 사료됩니다.

Q31. 임상투여 경로와 다른 투여경로로 수행한 비임상시험 자료가 인정될 수 있나요?

❍ 비임상시험에서의 투여경로는 원칙적으로 임상 투여 경로와 동일해야 합니다. 다만 관련 동물종이 없는 등 과학적인 타당성이 인정되는 경우에만 제한적으로 인정 할 수 있습니다.

【관련 규정】

☞「유전자재조합의약품 품질, 안전성 및 유효성 평가 가이드라인」(민원인 안내서)

Q32. 항암제 개발 시, 2주 DRF 투여 용량으로 임상용량의 세이프티 마진에 10배에 해당하는 용량을 설정하는것이 적절할지요?

❍ ICH S6(R1)에서는 1) 비임상 동물 종에서 최대 약리학적 효과를 나타내는 용량 2) 임상에서의 최대 노출의 약 10배에 해당하는 용량 중 더 높은 값을 비임상 독성연구의 고용량군으로 설정하도록 권고하고 있습니다.

❍ 또한「항암제 비임상시험 가이드라인」에서는 진행성 암환자를 대상으로 항암제 개발을 계획하는 경우, 무독성량(NOAEL) 또는 무해용량(NOEL)을 결정하는 독성시험이 필수적으로 고려되지는 않는다고 명시하고 있습니다. 다라서, 개발 의약품의 임상용량 및 단회투여독성시험의 결과를 고려하여 2주 DRF 투여 용량을 설정하시기 바랍니다.

【관련 규정】

☞「생물의약품 비임상시험 가이드라인」(민원인 안내서)

☞「항암제 비임상시험 가이드라인」(민원인 안내서)

☞「ICH S6(R1)」

Q33. 단클론항체의약품의 임상 개시 용량 선정 근거로 SPR 시험 자료를 이용한 MABEL 접근법을 사용했습니다. 약물의 종간 교차반응이 없는 경우에도 별도의 환산 계수가 필요한지 확인 부탁드립니다.

❍ MABEL 접근법에 따른 임상 초회용량 선정의 경우, SPR 시험자료 뿐만 아니라 수용체 점유율에 관한 결과를 기반으로 개발 의약품의 기전에 따라 설정하셔야 합니다. 만약, 제시하신 대로 MABEL 접근법을 사용하며 약물의 종간 교차반응이 없는 경우는 별도의 환산 계수는 필요하지 않음을 안내드립니다.

【관련 규정】

☞ 「생물의약품 비임상시험 가이드라인」 (민원인 안내서)

☞ 「유전자재조합의약품 품질, 안전성 및 유효성 평가 가이드라인」 (민원인 안내서)

Q34. 항체의약품을 개발 중으로, 원숭이 4주 반복투여독성시험의 고농도 투여 개체에서 항약물항체에 의한 심각한 이상반응이 발생하였습니다. 1상 임상시험에서는 단회투여를 진행할 예정인 바, 인체에서 ADA 발생 가능성이 적다고 판단됩니다. 이 경우 임상용량을 시뮬레이션을 통해 결정해도 될까요?

❍ 항체의약품에서 FIH 초회용량 설정 시는 NOAEL 기반 용량과 MABEL 기반 용량을 모두 도출하시고 두가지 용량 중 더 낮은 용량을 선택하시는 것을 권고드립니다.

❍ 만약 시뮬레이션을 통해 임상용량을 제시하실 경우 설정에 대한 근거 제시가 필요합니다. 일반적으로 시뮬레이션 시 인체적용 최대용량은 1/2 NOAEL 노출을 기준을 사용하고 있습니다.

❍ 또한 비임상시험에서 발생한 ADA의 경우 상세 평가자료 (ADA 발생 개체에 대한 상세 분석 및 중화항체 비율 등)를 통해 임상에 미치는 영향을 고찰하시고, 임상시험계획서에 면역원성에 의한 이상반응 대응 전략을 마련하시기 권고드립니다.

【관련 규정】

☞「생물의약품 비임상시험 가이드라인」(민원인 안내서)

☞「항암제 비임상시험 가이드라인」(민원인 안내서)

☞「ICH S6(R1)」

Q35. 임상 개시 용량에 최대 용량을 설명하기 위한 PK/PD model 또는 최대 무독성 용량에 근거한 자료가 필요할까요?

○ 항체의약품의 경우, NOAEL 혹은 MABEL을 통한 임상 개시용량을 설정하고 비임상시험의 독성 결과와 임상에서 나타나는 이상반응 등을 고려하여 최대 증강용량을 설정할 것을 권고합니다. 따라서 1상 IND 신청 시 최대 증강용량 설정에 대한 별도의 근거자료가 반드시 요구되지는 않음을 안내드립니다.

【관련 규정】

☞ 「유전자재조합의 품질, 안전성 및 유효성 평가 가이드라인」 (민원인 안내서)

Q36. 유전자재조합의약품이며 국소 투여 제제를 개발 중입니다. 임상농도 설정에 대한 의견부탁드립니다.

○ 임상농도 설정의 경우, PK/TK 분석을 통해 임상 투여경로로 투여 시 혈중으로 노출되지 않음을 확인하고 독성시험을 통해 해당 용량에 대해 충분한 안전역 확보 여부를 평가하신 후 진행하실 것을 권고드립니다.

○ 만약, PK/TK 분석결과 해당 의료제품이 국소에만 작용되고 전신에 영향이 없음이 확인되고, 독성시험에서 해당 용량에 대한 안전역이 충분히 확보되었다면 개체 특성을 고려하지 않고 MABEL(최소한의 생물학적 영향이 예상되는 수준) 값을 임상농도로 설정하셔도 가능할 것으로 사료됩니다.

【관련 규정】

☞ 「유전자재조합의약품의 품질, 안전성 및 유효성 평가 가이드라인」 (민원인 안내서)

Q37. 환자맞춤형 유전자재조합 단백질 항암백신 1상 임상시험계획 승인 신청 시, 특정 대표 항원서열을 이용하여 수행한 비임상시험 결과를 제출하는 것이 가능한가요?

❍ FDA의 'Clinical Considerations for Therapeutic Cancer Vaccines'(2011.10) 및 식약처의 '암 치료용 백신 임상시험 계획 평가 가이드라인'(2020.11)에 따르면 초기 임상시험에서 개시 용량 선정 및 증량 계획, 투여 일정은 비임상시험 및/또는 이전의 사람에게서의 사용 경험에서 생성된 자료로 뒷받침되어야 함을 제시하고 있습니다.

❍ 따라서 비임상시험 관련 시험을 대표서열 제품으로 수행 가능 여부는 '대표' 서열에 대한 과학적 타당성을 입증할 수 있는 구체적인 자료를 바탕으로 논의되어야 할 것으로 사료됩니다.

【관련 규정】

☞ 'Clinical Considerations for Therapeutic Cancer Vaccines'(2011, US FDA)

☞ 「암 치료용 백신 임상시험 계획 평가 가이드라인」(민원인 안내서)

☞ 「임상시험의 전반적인 고려사항」(민원인 안내서)

Q38. 환자맞춤형 유전자재조합 단백질 항암백신을 개발하고 있습니다. 환자 개인별 항원 서열을 제외한 항암백신의 나머지 구성요소(전달체 등) 만으로 독성을 평가하는 것이 가능한지요?

○ 일반적으로 항암백신 자체에 대한 독성시험이 요구됩니다. 다만 항원을 제외한 구성요소만을 이용하여 반복투여독성시험을 수행하는 경우에는 항원을 제외하는 과학적 타당성을 입증할 수 있는 구체적인 자료를 바탕으로 논의되어야 할 것으로 사료됩니다.

【관련 규정】

☞ 「생물의약품 비임상시험 가이드라인」 (민원인 안내서)

Q39. 환자맞춤형 유전자재조합 단백질 항암백신의 경우 효력시험에서 사용했던 마우스 상동단백질을 이용해 반복투여독성시험을 수행할 수 있나요?

○ 「생물의약품 비임상시험 가이드라인」 (민원인 안내서)에서는 적절한 동물 종이 존재하지 않는 유전자재조합의약품의 경우에 상동단백질 등의 사용을 검토할 수 있다고 제안하고 있습니다.

○ 다만, 상동단백질 연구는 과도한 약리작용에 의한 이상반응의 가능성을 이해하기 위해 사용될 수 있으나 위험을 정량적으로 평가하는 데는 유용하지 않습니다.

○ 따라서 상동단백질이 아닌 실제 임상시험용의약품으로 1종의 동물에 대해 반복투여 독성시험을 실시하는 것을 권고드립니다.

【관련 규정】

☞ 「생물의약품 비임상시험 가이드라인」 (민원인 안내서)

4 안전성·유효성 심사 관련 [임상시험]

Q1. 중대 질환 치료 목적의 유전자재조합의약품 개발 시, 임상 1상의 경우 건강한 성인 대상 시험 진행 후 환자를 대상으로 진행해야 하는지요?

❍ 임상 1상 시험, 초기 안전성 및 내약성을 평가하기 위한 임상시험은 시험대상자의 안전이 최우선 고려사항이며, 과학적 근거를 기반으로윤리적으로 허용되는 것이어야 합니다.

❍ 이러한 시험은 일반적으로 적은 수의 건강한 자원자 또는 환자를 시험대상자로 하여 수행되며 시험기간 동안 면밀한 관찰이 필요합니다. 다만 환자들에게만 존재하는 표적 또는 수용체와 결합하도록 설계된 의약품은 보통 목적하는 표적 집단에서만 시험합니다.

【관련 규정】

☞「의약품 임상시험 계획 승인에 관한 규정」(식약처 고시)

☞「임상시험의 전반적인 고려사항」(민원인 안내서)

☞「유전자재조합의약품의 품질, 안전성 및 유효성 가이드라인」(민원인 안내서)

Q2. 동일 의약품으로 1상 임상시험 시 건강한 자원자 및 타겟 환자군을 대상으로 내약성과 안전성을 확인한 경우 추가 적응증에 대해서는 1상시험 2상 시험부터 진행 가능한지요?

○ 1상에서 건강한 자원자와 환자를 대상으로 안전성과 내약성을 확인한 경우 적응증을 추가하여 2상 임상시험 계획하는 것은 원칙적으로 가능합니다.

- 다만 이 경우 추가 적응증에 대한 용량 타당성 등은 검토가 될 것으로 사료됩니다.

【관련 규정】

☞「유전자재조합의약품 품질, 안전성 및 유효성 평가 가이드라인」(민원인 안내서)

Q3. 단클론항체의약품으로 항암제를 개발하고 있습니다. 비소세포폐암, 대장암, 간암 모델의 효력시험 자료를 구비했고, 다양한 고형암종에서 항체의 타겟 항원이 발현하는 것을 확인하였습니다. 이 경우 1상 임상시험의 시험대상자를 전체 고형암 환자로 진행해도 될까요?

○ 다양한 암종에서 동일 기전에 따른 효력이 예상될 경우, 해당 자료로 고형암 환자 대상의 1상 임상시험이 가능할 것으로 사료됩니다.

Q4. 특정 단백질을 타겟으로하는 항체의약품이지만 특정 단백질 발현과 상관없이 일반적인 항암제 임상 1상과 유사하게 '표준치료법이 없거나 불응하는 진행성 또는 전이성 고형암 환자'를 대상으로 1상 임상시험을 진행하는 것이 가능할지요?

❍ 1상의 경우 제안하신 접근법은 가능합니다.

Q5. 국내 발생 환자 수가 적은 감염병 치료를 위한 유전자재조합의약품 개발 시, 환자 수가 적은 것을 고려하여 임상시험 대상 환자군 수를 적게 설정해도 되나요?

❍ 시험대상자 규모는 해당 임상시험의 목적과 동 목적을 평가하기에 적절한 규모로 설정해야 하며 국내 발생 환자 수만으로는 고려할 수 없습니다.

【관련 규정】

☞「임상시험의 전반적인 고려사항」(민원인 안내서)

Q6. 희귀질환 치료 목적의 유전자재조합의약품의 경우, 임상 2상 이후 조건부 허가가 가능한가요?

❍ 임상 2상 이후의 임상시험자료 제출을 조건으로 허가 시, 해당 임상시험성적에 관한 자료의 제출면제는 「생물학적제제 등의 품목허가 · 심사 규정」*의 관련 내용을 아래와 같이 안내드리니 참고하시기 바랍니다.

* 제24조(제출자료의 면제 등) (생략) ② 희귀의약품은 각 독성시험자료를 단회투여독성, 1-3개월 복투여독성시험자료(표적장기독성 소견 포함)로, 약리작용에 관한 자료를 효력시험자료 또는 임상시험자료로 갈음할 수 있으며, 특히 생명을 위협하는 희귀한 질환이나 긴박한 상황 하에서 적용되는 희귀의약품의 경우에는 동 의약품의 특성에 적합한 치료적 확증 임상시험자료를 제출하는 것을 조건으로 하여 치료적 탐색 임상시험자료를 치료적 확증 임상시험자료로 갈음할 수 있다. (생략) ③ 항암제 등과 같이 의약품 및 대상 질병의 특성상 치료적 탐색 임상시험이 치료적 확증 임상시험과 임상시험의 형태 및 목적이 유사한 경우에는 장기 생존율 등의 최종 임상적 결과변수(clinical end point, outcome)를 이용한 치료적 확증 임상시험자료를 제출하는 것을 조건으로 하여 종양 반응률 등과 같은 대리결과변수(surrogate endpoint)를 이용한 임상시험자료를 치료적 확증 임상시험자료로 갈음할 수 있다. (생략)

【관련 규정】

☞ 「생물학적제제 등의 품목허가·심사 규정」 (식약처 고시)

☞ 「의약품의 신속심사 적용기준에 대한 가이드라인」 (민원인 안내서)

Q7. 현재 치료제 및 백신이 없는 감염질환에 대한 치료제 혹은 백신을 개발한다면 신속심사 절차 적용이 가능한가요?

❍ 「생물학적제제 등의 품목허가·심사 규정」 제41조에서 명시하는 신속심사 대상으로는 ① AIDS, 암 등 생명을 위협하거나 심각한 질병에 대하여 치료효과를 기대할 수 있는 의약품 ② 내성이 발현되는 등 현존하는 치료법으로는 치료가 불가능하여 신속한 도입이 필요하다고 판단되는 의약품 ③ 생물테러감염병 및 그 밖의 감염병의 대유행에 대한 예방 또는 치료효과를 기대할 수 있는 의약품 ④ 희귀의약품 ⑤ 중대한 질병, 생명을 위협하는 질병 또는 난치성 질병을 치료 또는 예방하는 목적에 사용되는 것으로 기존 의약품 또는 치료방법 보다 안전성 또는 유효성이 현저하게 개선된 의약품입니다.

❍ 상기 대상에 해당될 경우 우선심사(신속심사) 대상으로 지정받을 수 있으며 우선심사 대상 지정의 경우 「약사법」 제35조의 4 및 「의약품 등의 안전에 관한 규칙」 제40조의2에 따릅니다. 상세내용은 '의료제품 신속심사 통합 안내서'를 참고하시기 바랍니다.

【관련 규정】

☞ 「약사법」

☞ 「의약품 등의 안전에 관한 규칙」

☞ 「생물학적제제 등의 품목허가·심사 규정」 (식약처 고시)

☞ 「의료제품 신속심사 통합 안내서」

Q8. 임상신청에 있어 임상 1상(건강한 자원자를 대상으로 한 약물동태 및 안전성 평가)과 임상 2상(환자를 대상으로 한 안전성 및 유효성 평가)의 동시 신청 및 승인이 가능한지요?

○ 1상과 2상 임상시험은 각각의 목적이 달라, 원칙적으로는 개별 임상으로 수행하여야 하나, 안전성 및 전체적인 임상개발 과정 등에 문제가 없도록 적절하게 임상시험을 설계할 경우에는 1상과 2상(예; 1/2a 등)을 하나의 임상시험계획으로 설계하여 임상시험계획 신청이 가능하다고 판단됩니다.

○ 추가적으로 1/2상과 같이 연속적인 임상시험을 계획하실 경우, 품질 자료는 「임상시험용 의약품의 품질 가이드라인」을 참고하시어 2상에 준하는 자료를 준비하셔야 함을 안내드립니다.

【관련 규정】

☞ 「의약품 임상시험 계획 승인에 관한 규정」 (식약처 고시)

Q9. 한국과 일본에서의 품목허가를 목표로 개발을 진행하고 있습니다. 일본에서 일본인을 대상으로 실시한 임상 1상의 결과로 한국 내에서 임상 2상 실시가 가능한지요?

○ 외국(일본 등)에서 수행한 1상 결과가 국내에서 별도의 1상 없이 2상으로 진입하기에 적절한 경우, 동 임상결과로 국내2상 수행이 가능할 것으로 사료됩니다.

Q10. 핵심 임상시험에 한국인을 포함하여 수행할 경우, 가교자료 적절하기 위한 한국인 대상자 규모는 어떻게 되나요?

❍ 국내 허가 시 필요한 가교자료의 제출을 위한 다국가 임상시험에서의 한국인 참여자 규모는 신청 허가사항과 관련하여, 전체 시험참여자(핵심임상시험)와 한국인 간의 안전성 · 유효성을 비교평가 할 수 있도록 산정되어야 하나, 해당 참여자 규모를 산정할 수 있는 통계적 방법론이 많이 개발되어 있지 않아 구체적인 참여자 수를 안내하기 어려움을 양지해주시기 바랍니다.

❍ 참고로, 식품의약품안전평가원에서 발행한'가교자료 심사사례집'('15.12)의 관련 내용을 아래와 같이 안내해 드리니 관련 업무에 참고하시기 바랍니다.

- 다국가임상시험을 활용하여 민족적 요인을 평가하고자 하는 경우 민족 간 차이와 그 경향을 비교할 수 있는 충분한 수의 시험대상자가 포함되어야 하며, 동 민원인안내서에 따르면, 지난 5년 간('09년~'13년) 다국가임상시험에서 한국인 참여자의 비율은 15% 정도였고, 핵심(pivotal) 임상시험에서의 한국인 참여자 비율은 10% 정도였습니다.

【관련 규정】

☞ 「생물학적제제 등의 품목허가·심사 규정」 (식약처 고시)

☞ 「가교자료 심사사례집」 (민원인 안내서)

Q11. 글로벌 3상 임상시험에 한국인을 등록하여 가교자료로 사용할 예정입니다. 가교자료로서 적절한 한국인 대상자 수는 regional consistency 통계 평가(일본 PMDA method 2 공식 활용)로 산출하려고 합니다. 타당할까요?

○ 다국가 임상시험에서 한국인 대상자 수의 적절성 여부는 한국인이 포함된 해당 모임상시험의 연구목적, 평가변수 및 가설의 설정 등이 적절한지가 먼저 고려되어야 합니다.

○ 한국인 대상자 수 산출을 위하여, 지역(국가)간 일관성을 고려한 통계적 방법론의 적용은 가능한 것으로 판단됩니다. 다만 산출된 대상자 수가 적절한지는 구체적 통계 방법론 및 이에 따른 시뮬레이션 결과 등이 같이 추후 검토되어야 할 것으로 사료됩니다.

Q12. 백신 품목허가 신청 시 특성분석, 출하시험 및 안정성 자료에서 일관된 품질 프로파일을 보일 경우 임상로트 간 일관성 시험 자료를 면제 받을 수 있는지요?

○ 임상 로트 간 일관성시험의 경우, 제품의 제조 시 고유의 변동성이 있는 특정 유형의 백신의 제조 일관성에 대한 평가를 제공하기에 유용한 것으로 간주됩니다. 따라서 이러한 백신의 경우, 로트 간 일관성 시험 자료를 제출할 것을 권장합니다.

○ 해당 자료의 제출 면제 여부는 품질 자료의 평가 및 미제출 근거의 적절성에 따라 판단할 수 있을 것으로 사료됩니다.

【관련 규정】

☞ 「백신 임상평가 가이드라인」 (민원인 안내서)

Q13. 백신을 개발 중입니다. 임상1상에서 저용량군 투여시, 별도의 시험약을 제조 하는 대신 고용량군의 투여액을 감량하여 투여 가능한가요?

❍ 의약품은 용량별 개별 배치를 생산하여 수행하는 것이 원칙이나, 임상 1상시험 단계에선 투여량을 조절하여 투여하는 것이 가능할 것으로 사료됩니다.

❍ 다만 투여량 조절 시, 정확한 용량이 투여되고 투여량의 차이에 따른 조성의 변화 등이 없음을 증명하는 자료가 제출되어야 합니다.

Q14. 종양평가와 조직검사 사이에 적절한 간격이 필요한지 문의드립니다. 만약, 종양평가와 생검 시행이 겹치는 경우 시간 간격을 두고 진행해야 할까요?

❍ 조직 검사 후 평가 목표가 되는 병변의 출혈 혹은 소실로 인하여 정확한 종양 평가가 어려울 수 있기 때문에 대개 먼저 종양 평가를 하고 이후 조직 검사를 시행하게 됩니다. 만약 종양 평가를 먼저 선행한다면 두 시점의 간격은 의미가 없으므로 금식으로 인한 환자의 건강상태와 불편 등을 고려하여 적절하게 설정하시기 바랍니다.

Q15. 비임상 단계에서 별도의 독성이 발생하지 않았지만, 임상시험 계획서에 특정 부작용이 발생할 것을 대비하여 처치방안을 기재해야 할까요?

❍ 기본적으로 임상시험 시 발생할 수 있는 일반적인 위험 및 예상할 수 있는 이상반응에 대한 처치방안은 기재하셔야 합니다.

추가로 비임상 단계에서 발생하지 않았고, 동일 계열 약물에서도 보고되지 않은 이상반응의 경우 약물의 기전 상 발생 가능성이 높다면 해당 부작용에 대한 처치방안을 기재하여 위험도를 줄이는 것을 권고드립니다.

Q16. 약물 이상반응 등으로 약물 투여가 지연될 시, DLT 평가 기간을 2주 연장하여 설정하는 것이 적절한지 검토 부탁드립니다.

○ DLT 평가 기간은 처음에 결정하는 것이며 이후 연장을 하지 않는 것으로 3주의 DLT 평가 기간이 설정되었다면 이 기간을 연장 하지 않습니다.

또한, 매주 투여하는 용법의 임상시험의 경우, 정확한 DLT의 측정을 위하여 약물이상반응으로 약물투여 지연은 원칙상 허용되지 않습니다.

추가로, 약물 이상반응 등으로 DLT를 경험하였다면 환자의 안전을 위해 약물은 중단하여야 하며, 지연이 필요하다고 판단된 경우는 DLT 보고를 하고 투약연기가 아닌 투여 중단을 통한 종료를 진행하셔야 함을 안내드립니다.

Q17. 임상 3상에서 활성 대조약으로 국내 허가는 없으나 미국 FDA 승인을 받은 의약품을 사용하는 것이 가능할지요?

○ 임상시험의 대조약은 국내에서 허가받은 의약품을 사용하는 것이 원칙입니다.

○ 다만, 임상시험의 경우 사용하고자 하는 대조약이 국내 허가가 없더라도, 미국이나 유럽에서 허가 후 시판되고 있는 경우 대조약으로 사용하실 수 있으며 이 경우엔 미국이나 유럽에서 허가 및 판매를 확인할 수 있는 자료(예. USPI, SmPC 등)를 증빙자료로 제출하시기 바랍니다.

○ 만약 국내 품목허가를 받지 않은 활성 대조약으로 실시한 임상시험자료를 품목허가용으로 제출할 경우에는 국내 미허가된 활성 대조약 자체의 안전성 유효성을 입증해야 할 수 있으므로 잘 고려하셔서 임상시험계획을 설계하시기 바랍니다.

Q18. 비임상에서 대표적인 항암제를 이용하여 병용 효과를 확인 후 이 시험 결과를 바탕으로 임상에서 같은 계열의 다른 항암제을 이용하여 병용 요법을 진행하는 것이 가능할지요?

❍ 약리시험에 사용한 약물과 동일 계열 약물을 사용하여 임상시험에서 병용하는 것은 가능한 것으로 사료되나, 병용 의약품 사용에 대한 타당성에 대해서는 안전성 및 유효성 측면의 설명이 추가되어야 할 것으로 사료됩니다.

Q19. 약독화 바이러스 생백신으로 신약을 개발하고 있습니다. 초기 임상시험 디자인에 고려해야 할 사항은 무엇인가요?

❍ 백신의 임상개발 시 고려사항과 관련하여서는「백신 임상평가 가이드라인」(민원인 안내서)를 참고하시기 바라며, 참고로 약독화 바이러스 생백신은 바이러스의 shedding 등의 고려사항이 있음을 알려드립니다.

【관련 규정】

☞「백신 임상평가 가이드라인」(민원인 안내서)

의료제품 개발 상담사례집 Ⅱ

| 의료기기 분야 |

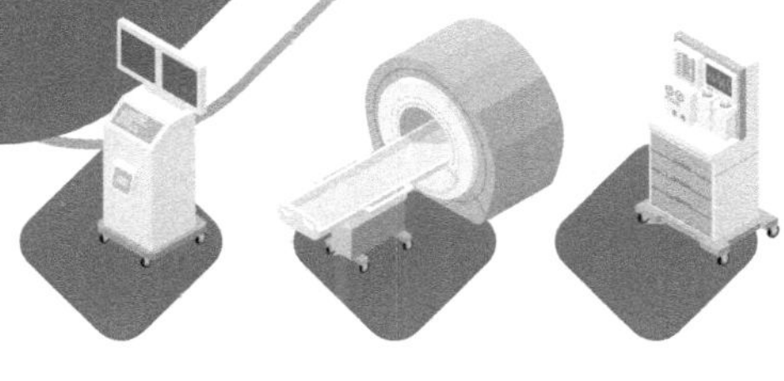

식품의약품안전처
식품의약품안전평가원
제품화지원팀

목 차

Contents

목 차

Contents

제 1 장

의료기기 기술문서 관련 상담사례

1 의료기기 기술문서 관련 상담사례

1-1 환자 이동 보조 전동식환자리프트

Q. 리모콘, 전원스위치 위치 및 비상정지 버튼 설치 시 고려사항은 어떤 것이 있나요?

A. 「의료기기 기준규격」(식약처 고시) 43. 전동식환자리프트에 따르면 위험통제 수단으로 안전장치 또는 멈춤 스위치 등을 구현토록 규정하고 있습니다. **비상정지버튼(장치)이 「의료기기 기준규격」에 언급된 위험통제 수단 중 하나라면 이를 반영하여 제품이 설계**되어야 할 것으로 생각됩니다.

- 「의료기기의 전기기계적 안전에 관한 공통기준규격」 9.2.4항(비상정지 장치) 요구사항을 포함하여 공통기준규격에 따른 기본안전 및 필수성능을 확인하는 것을 기본으로 리프트 조정 리모콘 및 전원스위치의 특정 위치에 관한 제한사항은 없으나 **위험관리(Risk management)를 기반하여 제조사가 위치하도록 설계하되 선정된 리모콘 및 전원스위치 위치에 따른 「의료기기 전기·기계적 안전에 관한 공통기준규격」 및 「의료기기 전기기계적 안전에 관한 보조 규격(사용 적합성)」을 충족 여부에 대한 평가**가 필요할 것으로 생각됩니다.

관련 규정

(「의료기기 기준규격」 43.전동식환자리프트)

(안전장치) 제조자가 의도하지 않은 위험이 발생할 수 있고, 그 위험이 허용가능하지 않은 수준이라면, 위험이 허용 가능한 수준으로 줄이기 위하여 위험통제수단(안전장치 또는 멈춤 스위치 등)을 구현하여야 한다.

1-2 고주파 이용 의료용전기소작기, 소작기용 전극

Q1. 품목 허가를 진행하기 위해 어떤 것을 준비해야 할까요?

Q2. 의료용전기소작기로 제품에 대한 안전성 등 평가를 위해 가이드라인 등 자료를 찾는 중으로 참고자료를 안내해 주실 수 있을까요?

Q3. 개발 제품의 허가 신청 준비를 위해서는 시험검사가 기본적으로 이뤄져야 하는데 이중 생물학적 안전성은 어떤 항목에 대한 시험이 진행되어야 하는지요?

A1. 개발 중인 제품의 경우 안전성 및 성능 평가를 준비하는 단계로 허가를 목표로 하는 시험평가에 진입하기에 앞서 개발 제품이 이미 **식약처로부터 허가, 인증받은 제품과 어느 정도 본질적 동등성을 가지고 있는지 확인이 선행 되어야할 것으로 판단 됩니다. 이는 본질적 동등성 여부 판단 결과에 따라 제출자료의 범위·종류가 달라질 수 있습니다.** 관련 내용은 허가·심사 규정(제28조) 별표7 '기술문서 등 제출자료의 범위'를 확인해 보시기 바랍니다. (※ 3등급 '의료용전기소작기'의 경우 A35000 '전기수술장치'로 분류)

관련 규정

(의료기기 허가·신고·심사 등에 관한 규정 별표7. A35000 전기 수술 장치)

<기술문서 등 제출 자료의 범위>

<전기분야>

구분 \ 제출자료		1	2	3	4-가	4-나	4-다	4-라	4-마	4-바	4-사	5	6	7
		본질적 동등품목 비교표	사용목적	작용원리	전기	방사선	전자파	생물학적	성능	물리화학	안정성	임상	기원·발견 및 개발경위	외국 사용현황
1. 새로운 제품	가. 사용목적이 다른 것	○	○	×	○	×	○	×	○	×	×	○	○	○
	나. 작용원리가 다른 것	○	×	○	○	×	○	×	○	×	×	○	○	○
	다. 원재료가 다른 것	○	×	×	×	×	×	×	×	×	×	×	×	×
2. 개량제품	라. 성능이 다른 것	○	×	×	×	×	×	×	○	×	×	△주1)	×	×
	마. 시험규격이 다른 것	○	×	×	○	×	○	×	×	×	×	×	×	×
	바. 사용방법이 다른 것	○	×	×	×	×	×	×	×	×	×	△주2)	○	○
3. 동등제품		○	×	×	×	×	×	×	×	×	×	×	×	×

○ : 제출하여야 하는 자료, × : 면제되는 자료, △ : 개개 제품에 따라 판단하여야 하는 자료

주1) 임상을 통해서만 개량된 성능을 확인할 수 있는 경우(예: 초음파 수술기의 경우 같은 부위에 사용되는 초음파에너지 출력이 다른 경우)
주2) 적용부위 및 조작방법이 달라 안전성·유효성 확인이 필요한 경우(예: 초음파수술기의 경우 인체 장기에 초음파에너지를 가하나, 골유합을 위해 뼈에 초음파에너지를 조사하는 경우)

※ 조합되거나 한벌 구성된 의료기기 또는 인체에 접촉하는 부분품이 있는 경우는 '의료용품분야'의 자료를 추가로 제출하여야 함

예) 초음파수술기[3]

A2. 의료용전기소작기의 안전성 및 성능 평가를 위해서는 **「의료기기 기준규격」(식약처 고시) 46번(전기수술기) 또는 동등 이상의 국제규격인 IEC 60601-2-2에 따른 기본안전 및 필수성능에 적합함을 입증할 수 있는 자료**를 준비하셔야 할 것으로 판단됩니다.

관련 규격

(기계기구)

IEC 60601-1, IEC 60601-1-2, IEC 60601-1-6, IEC 60601-1-8, 의료기기의 전기기계적 안전에 관한 공통기준규격, 의료기기의 전자파 안전에 관한 공통기준규격 등

(의료용품)

의료기기 생물학적 안전에 관한 공통기준규격 또는 ISO 10993 등

A3. 생물학적 안전에 관한 시험 항목은 인체에 접촉하는 시간 및 부위에 따라 달리하고 있습니다. **의료기기의 생물학적 안전에 관한 공통기준규격 표1 또는 동등 이상의 국제규격(ISO 10993) 접촉부위 및 시간에 따른 초기 평가시험 항목을 확인**하시기 바랍니다.

- 일반적인 전기수술기용 전극의 경우 접촉시간은 24시간 이하이며 접촉부위가 조직에 해당되며 이와 같은 경우라면 **①세포독성, ②감작시험, ③피내반응시험, ④전신독성(급성) 시험자료 준비가 필요**할 것으로 사료 됩니다.

관련 규정

(의료기기의 생물학적 안전에 관한 공통기준 및 시험방법(제3조 관련))

의료기기 분류			생물학적 영향							
신체 접촉의 특성 (6.2 참조)		접촉 지속기간 (6.3 참조) A- 제한적 (24시간 이하) B- 연장 (24시간 초과 30일까지) C- 영구적 (30일 초과)								
분류	접촉부위		세포독성 시험	감작시험	자극 또는 피내 반응시험	전신독성 (급성) 시험	아만성 독성 (아급성 독성)시험	유전 독성 시험	이식 시험	혈액 적합성 시험
표면접촉 의료기기	피부	A	○	○	○					
		B	○	○	○					
		C	○	○	○					
	점막	A	○	○	○					
		B	○	○	○	△	△		△	
		C	○	○	○	△	○	○	△	
	파열 또는 외상 표면	A	○	○	○	△				
		B	○	○	○	△	△		△	
		C	○	○	○	△	○	○	△	
체내외 연결 의료기기	간접적 혈액경로	A	○	○	○	○				○
		B	○	○	○	○	△			○
		C	○	○	△	○	○	○	△	○
	조직, 뼈 및 상아질	A	○	○	○	△				
		B	○	○	○	○	○	○	○	
		C	○	○	○	○	○	○	○	
	순환 혈액	A	○	○	○	○		△		○
		B	○	○	○	○	○	○	○	○
		C	○	○	○	○	○	○	○	○
이식 의료기기	조직, 뼈	A	○	○	○	△				
		B	○	○	○	○	○	○	○	
		C	○	○	○	○	○	○	○	
	혈액	A	○	○	○	○	○		○	○
		B	○	○	○	○	○	○	○	○
		C	○	○	○	○	○	○	○	○

○ = ISO 규격에서 지정한 시험
△ = 지정된 시험 외에 추가로 적용될 수 있는 시험

1-3 금속내고정물(골절합용판)

Q. 3D 프린팅 제품(골절합용판)의 굽힘 시험방법으로 ASTM F 382-17를 적용할 수 있을까요?

A. 일반적 금속성 골절합용판(Bone Plate) 굽힘 성능을 확인을 위해 **<u>ASTM F 382-17 (Standard Specification and Test method for Metallic Bone Plate)을 기계적 성능 확인을 위한 시험규격으로 설정할 수 있습니다.</u>**

- 해당 규격은 Metallic Bone Plate 대칭이 충분하지 않거나 없는 경우 Bone Plate를 견고한 확장 Segment에 고정하여 Fig.A1.4 장치와 같이 구성하여 평가를 진행할 수 있으므로 제안한 방법을 적용할 수 있을 것으로 생각됩니다.

- 평가 시 Metallic Bone Plate 구조가 가진 결정적이 영역이 평가될 수 있도록 설계하여야 하며 ASTM F 382-17 Fig.A1.4에 따른 시험을 실시할 경우 관련 별도 요구 조건이 규격 내 명시되어 있으니 이를 준수하여야 합니다.

관련 규격

(ASTM F 382-17 : Standard Specification and Test method for Metallic Bone Plate)

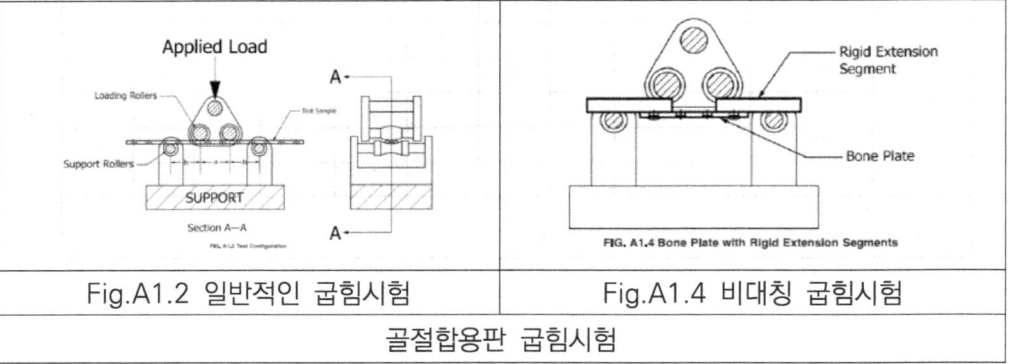

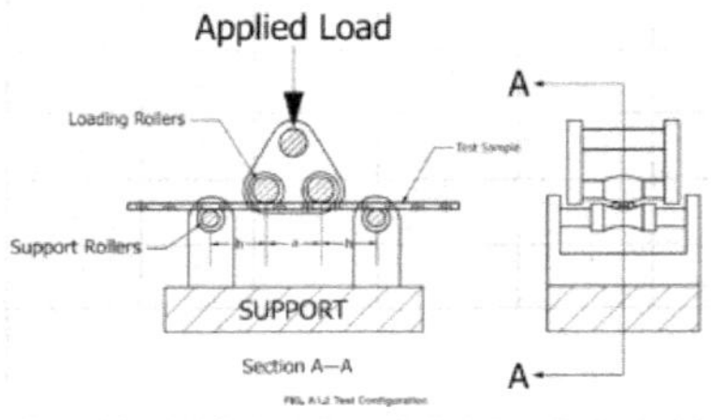	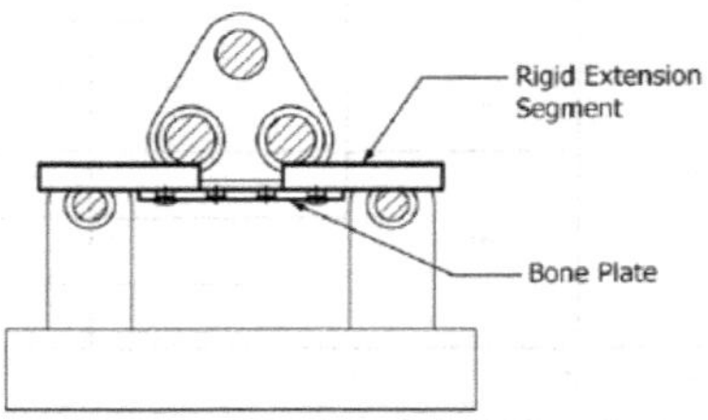 FIG. A1.4 Bone Plate with Rigid Extension Segments
Fig.A1.2 일반적인 굽힘시험	Fig.A1.4 비대칭 굽힘시험
골절합용판 굽힘시험	

※ ASTM F 382-17 규격이 모든 유형의 Bone Plate에 적용할 수 없으므로 제품 형태에 따라 적용 여부 검토 후 결정 필요

1-4 감염병 환자 이송 운반기(수동식환자운반기)

Q. 챔버를 재사용하기 위해 멸균 작업이 필요하여 멸균 Validation의 진행 방법은 어떤 것이 있을까요?

A. '의료기기 허가·신고·심사 등에 관한 규정'(제11조제1항제1호)에 따라 멸균 의료기기의 멸균 방법은 별표 2의 멸균 방법 또는 이와 동등 이상 구격의 멸균 방법을 기재하도록 요구하고 있습니다. 별표2 표에 명시된 멸균 방법에 적합한 기준을 적용하여 Validation을 진행하시기 바랍니다.

- 참고로, 의료기기 멸균 유효성 확인과 관련하여 2021년도 발행된 가이드라인 '의료기기 멸균 유효성 확인 가이드라인'(민원인 안내서)도 있으니 이를 활용하시면 멸균 Validation 준비에 많은 도움을 받으실 수 있을 것으로 생각됩니다.

관련 규정

(멸균의료기기의 멸균방법(제11조제1항제1호))

번호	멸균명칭	기준
1	방사선멸균(전자빔 포함)	KS P ISO 11137-1,2,3
		ISO 11137-1,2,3
2	산화에틸렌 멸균	KS P ISO 11135
		ISO 11135
3	습열멸균	KS P ISO 17665-1
		ISO 17665-1,2,3
4	무균처리	KS P ISO 13408-1,2,3,4,5,6
		ISO 13408-1,2 3,4,5,6,7
5	기타 멸균	ISO 14937

1-5 치주염 진단 보조 치주질환 유발균 분석시약

Q1. 분석적 성능평가 시 양성 검체는 어떤 것을 사용해야 하나요?

Q2. 치주염 진단을 위한 정량 검사 제품의 판정 기준치 설정을 위한 시험을 진행해야 하나요?

Q3. 추출된 microbiome DNA를 사용하여 진단하는 제품으로 간섭반응 시험은 어떻게 진행해야 하나요?

Q4. PCR kit 제조 시 들어가는 oligomer와 중합효소에 대하여 필요한 원재료에 관한 증빙자료는 어떤 것을 제출해야 하나요?

Q5. 정량검사 결과의 분석에 사용되는 소프트웨어에 관한 첨부자료는 어떠한 것들을 준비해야 하나요?

A1. 세균의 농도가 정확히 알려진 물질 또는 표준물질(reference material)을 이용하여 음성 검체 매트릭스에 해당 물질을 첨가하여 분석적 성능을 평가할 수 있습니다.

A2. 분석한 정량 결과가 치주염 표준진단법에서 제시한 절대적인 정량 결과를 보여줄 수 있는지 여부에 대한 검토가 필요합니다. 만약, 정량 결과 해석 시 제조사 개발 제품에 적합한 별도의 판정 기준치 제시가 필요한 경우라면 판정 기준치 설정을 위한 시험이 필요할 수 있습니다.

A3. DNA 추출 과정에서 포함될 수 있는 물질을 포함하여 검체 내 존재하는 내인적, 외인적 요인에 따라 검사 결과에 영향을 미칠 것으로 예측되는 물질에 대한 간섭영향 평가가 필요합니다. 간섭물질을 양성, 음성 시료에 각각 첨가하여 간섭물질이 없는 경우와 있는 경우를 비교하고 그 차이가 설정한 시험기준에 적합한지에 대한 평가하시면 됩니다.

- 평가방법은 '체외진단의료기기 허가·신고·심사 등에 관한 규정 해설서(민원인 안내서) 또는 CLSI EP7 최신 지침에 따라서 시험할 것을 권장합니다.

A4. 제품 원재료 중 oligomer와 중합효소에 대한 **명칭, 배합목적, 원재료명 또는 성분명, 분량, 규격을 확인할 수 있는 자료를 준비**하셔야 합니다. 제품에 들어가는 원재료 중 재조합 원재료가 포함된 경우에는 원료공급, 제조방법 및 품질관리 관한 자료를 제출이 요구될 수 있습니다.

A5. '체외진단의료기기 허가·신고·심사 등에 관한 규정'(제8조부터 18조까지)에 따라 소프트웨어 관련 신청서 기재 요구사항(예. **①모양및구조**(소프트웨어 구조 및 주요 기능, 단독 소프트웨어의 경우 모양·구조 및 각 부분의 기능 및 소프트웨어의 구조(유 · 무선 통신을 사용하는 체외진단장비에 한하여 통신구성도 포함) 및 주요기능), **②원재료**(소프트웨어 명칭, 버전 및 운영환경, 규격 또는 특성 등)에 대한 근거자료와 성능에 관한 **첨부자료로 규정 요건에 적합한 [별표 9]에 따른 [별지 제11호서식]의 적합성 확인 보고서와 소프트웨어 검증 및 유효성 확인 자료** 제출이 필요합니다.

관련 해설서

(체외진단의료기기 허가·신고·심사 등에 관한 규정 해설서, 성능을 확인하기 위한 자료)

분석적 특이도(analytic specificity)는 분석 대상 물질을 검출해 내는 능력으로 교차반응(cross-reactivity), 간섭(interference) 등이 포함된다. 내인성, 외인성 물질로 선정된 간섭물질의 종류, 농도 선정 근거를 함께 제출하여야 한다.

1-6 세포 및 조직병리진단보조장치

Q. 1등급 체외진단의료기기의 경우 임상시험에 대해서는 계획승인 면제로 알고 있는데 이 점이 맞는지, 혹시 추후 식약처에 증빙해야 하는 자료가 있나요?

A. 1등급 체외진단의료기기라도 **규정에 정해진 조건(아래 참조)에 해당하는 경우에는 식약처로부터 임상적 성능시험계획 승인을 받으셔야 합니다.** 규정 내 요건을 확인하였음에도 계획 승인 대상인지 여부 판단이 명확하지 않다면 관련부서(혁신진단기기정책과)로 문의하여 공식 답변을 구비하시기 바랍니다.

- 참고로, 제품이 단순히 세포 또는 조직을 확인하거나 영상을 저장, 확대, 축소, 조회, 전송 등을 하는 장치인 세포 및 조직병리검사장치[1등급 신고]에 해당한다면 임상적 성능시험 자료는 제출하지 않아도 될 것으로 사료됩니다.

관련 규정

(체외진단의료기기 허가·신고·심사 등에 관한 규정 제27조, 첨부자료의 요건)

나. 임상적 성능시험에 관한 자료

가. 일반사항

1) 법 제7조에 따른 임상적 성능시험 중 식약처장으로부터 임상적 성능시험 계획 승인 또는 변경 승인을 받아야 하는 대상은 다음과 같다.

가) 인체로부터 검체를 채취하는 방법의 위해도가 큰 경우(검체의 채취방법이 인체의 피부, 점막, 안구, 요도를 침투 또는 관통하거나, 외이도, 외비공, 인두, 직장 또는 자궁경부를 넘어서 귀, 코, 입, 항문관 또는 질에 들어가는 침습적인 시험. 다만, 정맥 채혈 등 피험자에게 중대한 위험을 미치지 않는 시험 및 잔여검체로 실시하는 시험은 제외)

나) 이미 확인된 의학적 진단방법 또는 허가 · 인증받은 체외진단시약으로 임상적 성능시험의 결과를 확인 할 수 없는 경우

다) 동반진단의료기기로 임상적 성능시험을 하려는 경우, 다만, 이미 허가 · 인증받은 의료기기와 사용목적, 작용원리 등이 동등하지 아니한 동반진단의료기기에 한정한다.

1-7 인공지능(AI) 기술 유헬스케어심전계

Q1. 인공지능이 탑재된 심전계는 기존 품목군(유헬스케어 심전계)으로 품목 허가를 진행할 수 있는가요?

Q2. 인공지능 소프트웨어는 여러 심전계에 탑재할 수 있는데, 별도의 진단지원 소프트웨어와 같은 SaMD로 품목 허가를 받아야 하나요?

Q3. 인공지능 기술 접목 개발 제품의 품목 허가를 위한 성능 평가 또는 임상시험에 관한 요구사항은 어떤 것이 있나요?

A1. 기허가된 유헬스케어 심전계에 인공지능 관련 SW 기능을 추가한 것이라면 기존 품목군으로 허가 진행이 가능할 것으로 생각됩니다. 다만, 작용원리의 변경으로 인해 기허가, 인증사항의 변경이 발생한 경우라면 신규로 허가, 인증을 진행하셔야 합니다.

A2. 여러 심전계에 탑재하는 형태의 소프트웨어의 경우에는 독립형 소프트웨어가 아닌 해당 심전계의 부분품으로써 허가(또는 허가 변경)를 진행하셔야 할 것으로 판단됩니다.

A3. 인공지능 기술이 접목된 의료기기의 성능 및 유효성 평가를 위해 식약처에서 제공하는 가이드라인(안내서)이 있으니 평가 및 시험 설계 시 이를 활용하시기 바랍니다.

관련 안내서

(허가)

1) 인공지능 의료기기 허가심사 가이드라인

(임상/허가)

1) 전립선암 영상검출·진단보조 소프트웨어 안전성·성능 및 임상시험계획서 평가 가이드라인
2) 대장암 영상검출·진단보조 소프트웨어 안전성·성능 및 임상시험계획서 평가 가이드라인
3) 뇌 영상검출·진단보조 소프트웨어 안전성·성능 및 임상시험계획서 평가 가이드라인

(임상)

1) 인공지능 의료기기의 임상시험계획서 작성 가이드라인 : 관상동맥협착
2) 인공지능 의료기기의 임상시험계획서 작성 가이드라인 : 유방암
3) 인공지능 의료기기의 임상시험계획서 작성 가이드라인 : 허혈성 뇌졸중
4) 인공지능 의료기기의 임상시험계획서 작성 가이드라인 : 폐암, 폐결절
5) 인공지능(AI) 의료기기의 임상시험방법 설계 가이드라인
6) 인공지능 의료기기의 임상시험계획서 작성 가이드라인 : 관상동맥협착라인

(용어)

1) 기계학습 가능 의료기기 : 주요 용어 및 정의

1-8 심폐용혈액펌프, 심폐용산화기

Q1. '의료용보조순환장치 평가 가이드라인'을 참조하여 성능평가 항목을 설정하고자 하였으나, 개발 제품과 구동형태, 작용원리가 다를 상황으로 성능 평가지표를 어떻게 설정해야 하나요?

Q2. 현재 버전으로 탐색 임상 후 개선 제품(부품, 펌웨어 변경 등경)으로 확증 임상을 진행할 수 있나요?

Q3. 심폐용혈액펌프는 작용원리가 달라 기허가 제품이 없는 경우 동등제품 비교를 어떻게 진행해야 하는지요?

A1. '의료기기 허가·신고·심사 등에 관한 규정'에서는 성능에 관한 자료의 기준 및 시험방법은 자사 기준 및 시험방법에 따르도록 규정하고 있습니다. 혈액의 체외 순환 목적 달성을 위해 허가증에 포함되는 의료기기의 개별 사양, 성능에 대한 평가 자료 준비가 필요할 것으로, 다음과 같은 항목을 성능 항목(지표) 설정 시 고려해 볼 수 있을 것으로 생각됩니다.

- 심폐용혈액펌프 기밀도 외 시스템 전반의 구동, 압력 유지, 박출 속도 조절, 박출능, 박동수, 혈류량 정확도, 역류방지, 버블감지, 역박동 기능, 여과 성능 평가

  ※ 제품 특성에 따라 평가항목의 설정 여부는 다를 스 있으므로 상기 항목들은 참고 정보로 활용하시기 바랍니다.

- 제조사에서 설정한 성능 시험기준 및 시험방법의 적절성 확인을 위해 관련 시험규격 설정 근거자료 제출을 요구받을 수 있어 개발 중인 제품(혹은 유사 제품)에 관한 IEC, ISO 등 국제규격, 국내·외 가이드라인 등에 따라 성능 평가항목(지표)을 설정할 것을 권장합니다.

A2. 확증 임상시험 시 사용되는 의료기기는 원칙적으로 부품, 펌웨어 등이 개선된 **최종 완제품으로 실시된 확증 임상시험 자료 제출이 필요합니다.** 그리고 탐색 임상시험의 결과가 후속 임상시험인 확증 임상시험의 설계의 근거가 되거나 연계된 것이라면 개선된 최종 완제품으로 실시할 것을 권장합니다.

- 다만, 부품, 구성품 등이 상이한 개선 전 제품(모델)으로 탐색 임상시험을 실시한 결과를 확증시험 근거로 활용하려는 경우에는 **차이점들이 임상시험의 결과에 영향을 미치지 않음을 과학적·객관적으로 입증할 수 있는 근거자료 제출이 요구될 수 있으므로 관련 근거자료 준비가 필요할 것으로 생각됩니다.**

A3. 이미 허가·인증 받은 심폐용혈액펌프와 작용원리가 다르다고 하더라도 사용목적, 성능, 시험규격, 사용방법 등이 **가장 유사한 제품을 선정하여 본질적 동등 품목 비교표를 제출하셔야 합니다.**

- 작용원리 등 동등 여부에 따라 기술문서 등 제출자료의 범위가 달라질 수 있으니 이러한 점을 참고하셔서 비교 대상을 선정하시기 바랍니다.

관련 규정

(의료기기 임상시험계획 승인에 관한 규정, 제2조)

1) "안전성 및 유효성 탐색 임상시험(이하 "탐색 임상시험"이라 한다.)"이란 의료기기의 초기 안전성 및 유효성 정보 수집, 후속 임상시험의 설계, 평가항목, 평가방법의 근거 제공 등의 목적으로 실시되는 임상시험으로, 소수의 피험자를 대상으로 비교적 단기간에 걸쳐 실시되는 초기 임상시험을 말한다.

2) "안전성 및 유효성 확증 임상시험(이하 "확증 임상시험"이라 한다.)"이란 임상시험용 의료기기의 구체적 사용목적에 대한 안전성 및 유효성의 확증적 근거를 수집하기 위해 설계 · 실시되는 임상시험으로 통계적으로 유의한 수의 피험자를 대상으로 실시하는 임상시험을 말한다. 반드시 안전성 및 유효성 탐색 임상시험이 선행되어야 하는 것은 아니다.

(의료기기 허가·신고·심사 등에 관한 규정, 제27조)

12. 임상시험에 관한 자료

가. 일반사항

의료기기 허가를 위한 임상시험에 사용되는 의료기기의 안전성 및 유효성을 증명하기 위하여 사람을 대상으로 시험한 자료로서 다음 중 어느 하나에 해당되어야 한다. 이 경우 1, 2등급 의료기기의 경우에는 신청한 제품과 동등한 제품의 임상시험에 관한 자료(논문, 문헌 등)를 제출할 수 있다.

1) 식약처장이 지정한 임상시험기관에서 시험한 자료

2) 외국자료로서 그 내용을 검토하여 실시기관의 신뢰성이 인정되고 「의료기기 임상시험 관리기준」(시행규칙 별표 3)에 의하여 실시한 것으로 판단되는 자료

3) 해당 의료기기에 대하여 경제협력개발기구(OECD) 회원국에 허가 당시 제출되어 평가된 임상시험에 관한 자료로서 해당 정부 또는 정부가 허가 업무를 위임한 등록기관이 제출받아 승인하였음을 확인한 자료 또는 이를 공증한 자료

4) 과학논문인용색인(Science Citation Index) 또는 과학논문추가인용색인(Science Citation Index Expanded)에 등재된 전문학회지에 게재된 자료

(기술문서 등 제출 자료의 범위 - A09000 내장 기능 대용기(인공심폐장치 등 10품목)

<전기분야>

구분 \ 제출자료		1	2	3	4-가	4-나	4-다	4-라	4-마	4-바	4-사	5	6	7
		본질적 동등품목 비교표	사용 목적	작용 원리	전기	방사선	전자파	생물 학적	성능	물리 화학	안정성	임상	기원· 발견 및 개발경위	외국 사용 현황
1. 새로운 제품	가. 사용목적이 다른 것	○	○	×	○	×	○	×	○	×	×	○	○	○
	나. 작용원리가 다른 것	○	×	○	○	×	○	×	○	×	×	○	○	○
	다. 원재료가 다른 것	○	×	×	×	×	×	×	×	×	×	×	×	×
2. 개량 제품	라. 성능이 다른 것	○	×	×	×	×	×	×	○	×	×	△주1)	×	×
	마. 시험규격이 다른 것	○	×	×	○	×	○	×	×	×	×	×	×	×
	바. 사용방법이 다른 것	○	×	×	×	×	×	×	×	×	×	△주2)	○	○
3. 동등제품		○	×	×	×	×	×	×	×	×	×	×	×	×

○ : 제출하여야 하는 자료, × : 면제되는 자료, △ : 개개 제품에 따라 판단하여야 하는 자료

주1) 개량된 성능을 임상을 통해서만 확인할 수 있는 경우
(예 : 이식형인공심장박동기(이식형인공심장박동기전극 포함) 이식 후 MRI 환경에서 사용이 가능한 경우)

주2) 적용부위 및 조작방법이 달라 안전성 · 유효성 확인이 필요한 경우
(예: 보조심장장치의 경우 흉부나 복부 이식 이외 조직내 이식하는 경우)

※ 조합되거나 한벌 구성된 의료기기 또는 인체에 접촉하는 부분품이 있는 경우는 '의료용품분야'의 자료를 추가로 제출하여야 함

예) 이식형인공심장박동기[4], 보조심장장치[4]

1-9 암진단검사소프트웨어

Q1. 단계별 심사를 진행하는 경우 허가 신청 후 보완없이 진행 가능하나요?

Q2. 단계별 심사를 통해 확증적 임상적 성능시험계획 승인을 받을 수 있나요?

Q3. 단계별 심사 받은 내용으로 확증 임상적 성능시험 후 허가자료를 제출하였을 때 임상적 성능시험이 계획대로 수행되었다면 보완없이 진행이 가능하나요?

A1. 단계별 심사는 제조 허가를 받고자 개발 중인 제품으로 임상적 성능시험이 필요한 첨단, 신개발 의료기기를 대상으로 개발 단계에 따라 준비되는 기술문서 및 임상적 성능시험에 관한 자료를 심사하는 제도입니다.

- 4단계의 심사 단계로 나누어지며 각 단계별 검토 결과가 통보되고, 모든 자료의 제출 및 심사가 완료되면 '의료기기 기술문서 등의 심사결과통지서'가 발행됩니다. 「체외진단의료기기법」 시행규칙 제6조에 따라 심사결과통지서는 일반적으로 통지일로부터 2년간 유효하며, 품목 허가 신청 시 기술문서 및 임상적 성능시험에 관한 심사는 해당 통지서 제출로 갈음될 수 있습니다.

- 다만, **'체외진단의료기기 허가·신고·심사 등에 관한 규정'(식약처 고시) 제53조에 심사결과통지서로 통보된 심사 결과가 변경될 수 있는 경우를 아래와 같이 규정하고 있습니다.** 따라서, 하기 규정 제53조 해당하는 상황이 아니라면 보완없이 허가 절차가 진행될 수 있을 것으로 생각됩니다.

관련 규정

(체외진단의료기기 허가·신고·심사 등에 관한 규정 제53조(심사결과의 변경)

① 제52조에도 불구하고 식약처장은 다음 각 호의 어느 하나에 해당하는 경우에는 이미 통보된 심사결과를 변경할 수 있다.

1. 제품 개발 도중 안전성 및 유효성에 영향을 미치는 변경사항이 발생한 경우
2. 안전성 정보가 새롭게 제시되어 제품의 안전성 및 유효성의 확보가 필요한 경우
3. 신청인이 요청하여 변경의 필요성이 인정되는 경우

② 신청인은 제1항에 따라 심사 자료를 변경할 때에는 이전 단계의 변경 자료를 다시 제출하고 식약처장은 심사한 결과에 대해 통보하여야 한다.

(체외진단의료기기 허가·신고·심사 등에 관한 규정 제9장(단계별 심사 운영)

제48조(심사 대상) 식약처장은 제조허가를 받고자 개발 중인 제품으로서 임상적 성능시험이 필요한 다음 각 호의 어느 하나에 해당하는 체외진단의료기기에 대하여 개발 단계별로 심사할 수 있다.

1. 법 제4조 및 「의료기기법」 제8조에 따른 신개발의료기기
2. 기타 식약처장이 필요하다고 인정하는 체외진단의료기기

제50조(심사자료의 종류 등)

① 단계별 심사를 위하여 제출하여야 하는 자료는 다음 각 호와 같다.

1. 제품설계 및 개발 검토단계 자료(1단계에 한함)
2. 안전성 및 성능 검토단계 자료(2단계에 한함)
3. 임상적 성능시험 계획서 검토단계 자료(3단계에 한함)
4. 기술문서 및 임상적 성능시험 자료 검토단계 자료(4단계에 한함)

② 제1항에 따라 단계별로 제출하는 자료의 범위는 별표 10과 같다.

③ 신청인은 해당 단계의 제출자료가 마련되는 시점에 한 개 이상의 자료를 제출할 수 있다. 이 경우 식약처장은 제출자료별로 보완을 요청할 수 있다.

제52조(심사결과 통보 등)

① 식약처장은 단계별로 제출된 자료를 검토하여 각 자료 제출일로부터 30일 내에 검토 결과를 통보하여야 한다. 다만, 외부 전문가 자문, 회의 또는 추가 제출자료 검토 등으로 인하여 필요한 경우 검토 결과의 통보 기한을 연장할 수 있다.

② 식약처장은 4단계의 단계별 심사를 완료하면 「의료기기법 시행규칙」 별지 제9호서식의 의료기기 기술문서 등의 심사결과통지서를 신청인에게 통보하여야 한다.

A2. 단계별 심사의 3단계에 해당하는 임상적 성능시험 계획서 검토 단계는 **확증적 임상적 성능시험 계획서의 적정성 여부에 대해 검토를 받을 수 있는 단계로 임상적 성능시험계획을 승인하는 것과는 의미가 다릅니다.**

관련 규정

(체외진단의료기기 허가·신고·심사 등에 관한 규정 제50조(심사자료의 종류 등))

① 단계별 심사를 위하여 제출하여야 하는 자료는 다음 각 호와 같다.

1. 제품설계 및 개발 검토단계 자료(1단계에 한함)
2. 안전성 및 성능 검토단계 자료(2단계에 한함)
3. 임상적 성능시험 계획서 검토단계 자료(3단계에 한함)
4. 기술문서 및 임상적 성능시험 자료 검토단계 자료(4단계에 한함)

② 제1항에 따라 단계별로 제출하는 자료의 범위는 별표 10과 같다.

③ 신청인은 해당 단계의 제출자료가 마련되는 시점에 한 개 이상의 자료를 제출할 수 있다. 이 경우 식약처장은 제출자료별로 보완을 요청할 수 있다.

A3. 임상적 성능시험 자료 심사는 계획서에 따른 수행 여부만 검토하는 것이 아니며, **허가, 인증 시 신청된 최종 사용목적 및 사용방법 등을 검토하여 제출된 자료가 안전성 및 성능을 충분히 입증하는 유효한 과학적 증거인가를 평가하게 됩니다.**

- 단계별 심사 4단계에서 임상적 성능시험 자료에 대한 검토가 수행되며, 확보된 자료에 대해 타당하다는 검토 결과가 통보되고, 심사결과통지서가 발행된다면 품목 허가 신청 시 해당 결과가 인정될 수 있을 것으로 사료됩니다.

1-10 전동식생체용세정기

Q. 의료기기 품목 분류, 등급을 확인하였으나 국내 해당 품독에 대한 기허가, 인증 사례가 없는 경우에 허가를 위해 임상시험 자료가 꼭 필요하나요?

A. 의료기기 허가·인증 준비과정에서 제출자료의 범위 판단의 시작은 이미 허가·인증 받은 제품과의 본질적 동등성을 비교하는 것입니다.

- 개발 중인 제품이 의료기기 품목 분류 질의를 통해 2등급 전동식생체용세정기로 분류 받았으며 제조사가 표방하는 사용목적, 원리가 국내 허가·인증 받은 동등한 제품이 없다면, '의료기기 허가·신고·심사 등에 관한 규정' **[별표7] 기술문서 등 제출자료의 범위[A65000 의료용세정기(전동식의료용세정기 등 22품목)]에 따라 사용목적, 작용원리가 이미 허가·인증 받은 제품과 다른 경우라면 새로운 제품에 해당하여 임상시험 자료 제출이 요구될 수 있습니다.**

- 다만, **허가·인증 받고자 하는 제품의 사용목적, 작용원리에 대한 신청 범위에 따라 임상시험 자료를 포함한 제출자료의 종류·범위는 달라질 수 있으므로 제품 개발 전략 수립 시 이를 고려해 보시기 바랍니다.**

- 참고로, 2등급으로 분류 받을 경우라도 '이미 허가 또는 인증을 받거나 신고한 의료기기와 구조·원리·성능·사용목적·사용방법 등이 본질적으로 동등하지 아니한 의료기기라면 임상시험 자료 등 제출이 요구될 수 있어 2등급 인증이 아닌 2등급 허가를 준비하는 경우도 있을 수 있어 이러한 점을 사전에 확인하셔서 인허가 전략을 수립하시기 바랍니다.

관련 규정

(의료기기 허가·신고·심사 등에 관한 규정 [별표5])

○ "새로운제품"이란 이미 허가인증을 받은 의료기기와 사용목적, 작용원리 또는 원재료 등이 동등하지 아니한 의료기기를 말함

○ "개량제품"이란 이미 허가인증을 받은 의료기기와 사용목적, 작용원리, 원재료 (의료용품)는 동일하나 성능, 시험규격, 사용방법 등이 동등하지 아니한 의료기기를 말함

○ "동등제품"이란 이미 허가인증을 받은 의료기기와 사용목적, 작용원리, 원재료, 성능, 시험규격 및 사용방법 등이 동등한 의료기기를 말함

(의료기기 허가·신고·심사 등에 관한 규정 [별표7] A65000 의료용 세정기)

○ A65000 의료용 세정기(전동식의료용세정기 등 22품목)

<기술문서 등 제출 자료의 범위>

<전기분야>

구분 \ 제출자료		1	2	3	4-가	4-나	4-다	4-라	4-마	4-바	4-사	5	6	7
		본질적 동등품목 비교표	사용 목적	작용 원리	전기	방사선	전자파	생물 학적	성능	물리 화학	안정성	임상	기원· 발견 및 개발경위	외국 사용 현황
1. 새로운 제품	가. 사용목적이 다른 것	○	○	×	○	×	○	×	○	×	×	○	○	○
	나. 작용원리가 다른 것	○	×	○	○	×	○	×	○	×	×	○	○	○
	다. 원재료가 다른 것	○	×	×	×	×	×	×	×	×	×	×	×	×
2. 개량 제품	라. 성능이 다른 것	○	×	×	×	×	×	×	○	×	×	×	×	×
	마. 시험규격이 다른 것	○	×	×	○	×	○	×	×	×	×	×	×	×
	바. 사용방법이 다른 것	○	×	×	×	×	×	×	×	×	×	×	○	○
3. 동등제품		○	×	×	×	×	×	×	×	×	×	×	×	×

○ : 제출하여야 하는 자료, × : 면제되는 자료, △ : 개개 제품에 따라 판단하여야 하는 자료

※ 조합되거나 한벌 구성된 의료기기 또는 인체에 접촉하는 부분품이 있는 경우는 '의료용품분야'의 자료를 추가로 제출하여야 함

예) 전동식의료용세정기[2]

1-11 염증표지자검사시약

Q. 임상적 성능시험 진행 시 염증표지자검사시약과 사용하는 분석장치와 품목 허가 시 기재되는 분석장치가 동일하지 않아도 되나요?

A-1. 체외진단시약의 **임상적 성능시험에 사용된 분석장비와 체외진단의료기기 품목 허가·인증 신청 시 기재하는 분석장비는 원칙적으로 동일하게 기재되어야 합니다.** 다만, 허가·인증서 내 기재한 분석장비와 임상적 성능시험에 사용된 분석장비 차이가 체외진단시약 성능에 영향을 미치지 않는다는 타당한 근거를 제시할 수 있다면, 관련 근거자료 검토를 통해 검토가 가능할 것으로 사료됩니다.

A-2. 상기 질의와 관련 '체외진단의료기기 허가·신고·심사 등에 관한 규정 해설서'에 명시된 내용을 참고하시면 인허가 신청 시 도움 받을 수 있을 것으로 생각됩니다. **'성능항' 작성 시 체외진단시약과 같이 사용되는 장비의 특성에 따라 다음과 같이 나누어 기재합니다.**

- 사용되는 장비에 따라 체외진단시약의 성능이 달라지는 경우와 같이 특정 장비만을 사용하는 경우, 해당 장비로 평가된 성능 평가 자료의 내용을 기재
- 체외진단시약이 분석 장비를 특정하지 않고 범용장비를 사용하는 경우, 성능항에는 실제 성능 평가에 사용된 '대표 장비'의 성능 평가 자료의 내용을 기재

※ 상기 기재사항은 임상화학검사시약[2등급]과 방사선 측정장비와 함께 사용되는 체외진단시약에 적용됩니다.

A-3. **'사용방법항' 작성 시 체외진단시약과 같이 사용되는 장비의 특성에 따라 다음과 같이 기재합니다.**

- 장비별로 시약의 성능이 달라지는 경우(예: 유전자증폭장치, 체외진단장비 제품군 등) 시약과 함께 사용하는 전용 장비의 정보(신고 또는 인증번호)를 사용방법항에 기재하고, 사용 장비가 달라져도 시약의 성능이 동등하게 구현되어 장비를 특정하지 않은 경우 사용 장비의 기술적 사양(파장 영역, 광원, 섬광 물질 등)을 구체적으로 기재

※ 상기 기재사항은 임상화학검사시약[2등급]과 방사선 측정장비와 함께 사용되는 체외진단시약에 적용됩니다.

A-4. '사용시주의사항' 작성 시 범용장비에 사용되는 시약의 경우, '성능'항에 기재된 **대표장비 이외의 장비 사용에 따른 주의사항을 다음과 같이 기재(예시 참고) 합니다.**

- 범용장비에 사용되는 시약의 경우, 성능항 기재된 대표장비 이외 장비 사용에 따른 주의사항(예시. 기재된 성능은 대표장비(ABC)로 평가된 것이므로, 대표장비가 아닌 장비 사용 시 각 실험실에서 보유한 장비로 시험한 성능과 비교 후 사용해야 합니다.)을 기재하도록 하고 있습니다.

관련 규정

(체외진단의료기기 허가·신고·심사 등에 관한 규정 제13조(사용방법, 일부 발췌))

① 사용방법은 다음 각 호에 따라 기재한다.

4. 다른 체외진단의료기기와 같이 사용할 경우, 해당 제품에 대한 정보(제조원, 모델명, 허가번호 등)를 기재하여야 한다.

(체외진단의료기기 허가·신고·심사 등에 관한 규정 제14조(사용 시 주의사항, 일부 발췌))

① 사용 시 주의사항은 다음 각 호에 따라 기재한다.

1. 사용 시 주의사항은 해당 체외진단의료기기가 안전하고 합리적으로 사용할 수 있도록 필요한 최신의 안전성 관련 사항을 모두 기재하여야 한다. 이 경우, 의학용어사전 등을 참고하여 이해하기 쉽도록 작성하여야 한다.
2. 다음 각 목에 따른 순서와 요령에 따라 기재한다.

바. 적용상의 주의사항 : 사용방법 등에 따른 필요한 주의를 기재한다.

사. 다른 체외진단의료기기와 결합하여 사용하는 경우에는 조합에 대한 정보

아. 그 밖에 안전사고의 예방에 필요한 사항이 있는 경우에는 관련 주의사항을 기재한다.

1-12 수동식환자운반기

Q1. 음압 챔버 성능평가와 관련한 참고할 만한 규격은 어떤 것이 있나요?

Q2. 개발되는 품목 특성을 반영할 수 있도록 품목명을 새롭게 분류 방법이 있나요?

A1. '수동식환자운반기(1등급)'로 분류 받았다면 우선「의료기기 기준규격 66. 수동식환자운반기」 기준규격 적용이 필요합니다.

- 수동식운반기와 함께 사용되거나 기능하는 음압 챔버에 대한 성능 평가는 '의료기기의 허가·신고·심사 등에 관한 규정' 성능시험 자료 요건에 따라 자사가 설정한 근거 또는 국제규격(IEC, ISO 등)에 의한 시험항목, 기준 및 방법을 적용하여 설정할 수 있도록 규정되어 있습니다. 따라서, **음압 챔버에 관한 자사규격(예시. 챔버압력, (가압)감압속도, 음압유지, 기밀성, 환기, 내부온도, 소음, 개폐장치, 비상작동, 안전장치 등) 또는 관련 국제규격을 확인하여 성능 시험규격(기준, 방법)을 설정할 것을 권장합니다.**
- 성능 시험규격 설정 시 사용목적(의도), 규격(사양), 작동원리 등을 고려하여 시험규격을 설정하시고 해당 규격을 설정한 타당한 근거를 확보해 둘 것을 권장합니다.

관련 규정

(의료기기 허가·신고·심사 등에 관한 규정 제29조(첨부자료의 요건))

8. 성능에 관한 자료

가. 일반사항

다음 중 어느 하나에 해당되어야 하며, 해당 제품과 모델명이 동일하여야 한다. 다만, 개발 시 명칭 등으로 자료상의 모델명과 해당 제품의 모델명이 동일하지 않은 경우에는 이를 입증하는 자료를 제출하여야 하며, 의료기기 소프트웨어의 경우에는 별크 13에 따른 별지 제13호서식의 적합성 확인보고서와 소프트웨어 검증 및 유효성 확인 자료를 제출하여야 하고, 동물을 대상으로 한 성능 확인이 필요한 경우 동물시험 자료를 제출하여야 한다.

1) 식약처장이 지정한 시험 · 검사기관에서 발급한 시험성적서

2) 대학 또는 연구기관 등 국내 · 외의 전문기관에서 시험한 것으로서 해당 기관의 장이 발급하고 그 내용(기관의 시험시설 개요, 주요설비, 시험자의 연구경력 등을 포함한다)을 검토하여 타당하다고 인정할 수 있는 시험성적서.

3) 「의료기기 제조 및 품질관리기준」 또는 이와 동등 이상의 규격에 따른 제조사의 품질관리 시스템 하에서 실시한 제품의 성능에 관한 시험성적서

나. 기준 및 시험방법

자사의 기준 및 시험방법에 따른다.

(의료기기 허가·신고·심사 등에 관한 규정 제17조(시험규격))

① 시험규격에는 해당 제품의 안전성 및 성능을 검증하기 위하여 필요한 시험을 다음 각 호에 따라 기재한다.

2. 성능은 자사가 설정한 근거 또는 국제 규격(IEC, ISO 등)에 의한 시험항목, 시험기준 및 시험방법을 다음 각 목에 따라 기재한다.

가. 시험기준은 시험결과의 적부판정의 기준이 되는 기준치의 허용 범위를 명확히 기재하여야 하며, 시험결과가 온도 · 습도 등 주위조건에 영향을 받는 경우에는 그 조건을 명시하여야 한다.

나. 시험방법은 구체적으로 순서에 따라, 시험결과를 정확히 산출할 수 있도록 개조식으로 기재한다.

다. 물리 · 화학적 시험은 인체에 접촉 · 삽입되거나 인체에 주입하는 혈액 · 체액 또는 약물 등에 접촉하는 의료기기의 경우 식약처장이 공고한 규격이나 관련 규격(IEC, ISO, KS, EN, ASTM 등)을 기재한다. 다만, 식약처장이 공고한 규격이나 관련 규격이 없는 제품의 경우 자사가 설정한 근거에 의한 시험항목, 시험기준 및 시험방법을 가목 및 나목에 따라 기재한다.

② 조합의료기기의 경우에는 의료기기 전체로서 평가하여야 하는 부분과 각각의 의료기기별로 평가하여야 할 부분의 시험규격을 각각 설정하고, 한벌구성의료기기의 경우에는 각각의 의료기기별로 평가하여야 할 부분의 시험규격을 각각 설정한다.

A2. 신규 제품으로서 이에 적합한 품목 분류 신설에 대해서는 현행 「의료기기 품목 및 품목별 등급에 관한 규정」 **소분류에 해당하지 않는 경우, 신청 제품의 제조품질의 유사성, 사용목적, 기능 등을 검토하여 품목명, 등급, 정의 등을 한시적으로 분류할 수 있는 제도를 운영하고 있습니다.** 이에, 관련 제도를 활용하는 것을 고려해 보시기 바랍니다.

- 참고로, 현행 의료기기 품목 및 등급에 관한 분류 체계상에서도 개발 중인 제품이 분류될 품목명 및 등급에 관한 검토 신청이 가능하므로 한시적 분류 진행 여부 검토와 함께 현행 절차를 함께 활용하는 방안도 검토해 보시기 바랍니다.

관련 규정

(의료기기 허가·신고·심사 등에 관한 규정 제3조(의료기기 허가 · 인증 · 신고의 신청 등))

⑧ 신개발의료기기 등과 같이 「의료기기 품목 및 품목별 등급에 관한 규정」에 따른 소분류에 해당하지 않아 분류결정 등에 장시간 소요되는 의료기기에 대하여는 중분류명 또는 제60조제3항에 따라 한시적으로 정한 소분류명과 분류번호를 사용하여 품목허가 · 인증을 하거나 신고를 수리할 수 있다. 이 경우 시행규칙 제2조에 따른 등급분류 기준을 적용하여 등급을 분류한다.

(의료기기 허가·신고·심사 등에 관한 규정 제60조(의료기기 해당 여부 검토 신청 등))

① 의료기기 허가 · 인증 · 신고 · 심사 등을 위하여 어떤 제품이 법 제2조제1항에 따른 의료기기에 해당되는지 검토해 줄 것을 의뢰하고자 하는 자는 다음 각 호의 자료를 갖추어 식약처장에게 제출하여야 한다.

1. 그 제품의 사용 목적에 관한 자료
2. 그 제품의 모양 및 구조, 원재료, 성능, 사용방법 등에 관한 자료
3. 기타 그 제품에 대한 작용원리 및 규격 등에 관한 자료

② 식약처장은 제1항의 검토 의뢰가 있는 경우에는 그 제품이 법 제2조제1항에 부합하는지, 「의료기기 품목 및 품목별 등급에 관한 규정」에 따른 개별 품목에 해당하는지, 등급 분류와 지정을 할 수 있는지 등을 검토하고, 그 결과를 10일 이내에 신청인에게 통보하여야 한다.

1-13 병리조직진단보조소프트웨어

Q. 전문기관에서 실시한 분석적 성능시험 자료 요건에 충족하기 위해서는 어떠한 것들을 준비해야 하나요?

A. 성능시험을 전문기관(대학 또는 연구기관 등) 요건으로 진행할 것을 계획하고 있다면 시험성적서는 해당 **전문기관의 장이 발급한 자료를 제출하여야 하며 허가·심사 규정 요건에 명시된 전문기관의 시험시설 개요, 주요설비, 연구인력 구성, 시험자의 연구경력을 확인할 수 있는 자료**를 포함하여 그 외 **시험자료의 타당성, 신뢰성 확인을 위한 추가 근거 제출을 준비해야 할 것으로 사료됩니다.**

- 추가로, '체외진단의료기기 허가·신고·심사 등에 관한 규정 해설서'에 '시험시설 개요' 등 규정 요건에 명시하고 있는 내용에 대한 세부 설명이 명시되어 있으니 관련 내용을 확인하시기 바랍니다.

- 참고로 시험을 전문기관이 아닌 제조사 품질관리시스템 하에서 실시된 시험 성적서 요건으로 다시 계획하실 경우라면 제조사의 GMP 또는 ISO 13485 인정 범위, 소재지 정보를 포함하여 요건 적절성 여부를 검토하여 해당 성적서를 인정하고 있으므로 시험 계획 또는 착수 전 이러한 요건을 충족할 수 있는지 여부를 먼저 검토한 후 허가·심사 규정 요건에 적합할 수 있는 자료를 준비하시기 바랍니다.

관련 규정

(의료기기 허가·신고·심사 등에 관한 규정 제27조(첨부자료의 요건))

7. 제품의 성능을 확인하기 위한 자료

가. 분석적 성능시험에 관한 자료

가) 「의료기기법」 제27조에 따라 식약처장이 지정한 시험 검사기관에서 발급한 시험성적서

나) 해당 체외진단시약에 대하여 경제협력개발기구(OECD) 회원국에 허가 당시 제출되어 평가된 시험성적서로서 해당 정부 또는 정부가 허가 업무를 위임한 등록기관이 제출받아 승인하였음을 확인한 자료 또는 이를 공증한 자료

다) 「체외진단의료기기 제조 및 품질관리기준」(식품의약품안전처 고시) 또는 이와 동등 이상의 규격에 따른 제조사의 품질관리시스템 하에서 실시된 시험성적서

라) 대학 또는 연구기관 등 국내 · 외의 전문기관에서 시험한 것으로서 해당 전문기관의 장이 발급하고 그 내용(전문기관의 시험시설 개요, 주요설비, 연구인력 구성, 시험자의 연구경력 등을 포함한다)을 검토하여 타당하다고 인정할 수 있는 시험성적서

관련 해설서

(체외진단의료기기 허가·신고·심사 등에 관한 규정 해설서)

"시험시설 개요"에는 전문기관의 명칭, 주소, 인증현황, 검사가능 분야, 연구인력구성, 주요설비 목록 등이 기재

"주요설비"에는 시험검사에 사용된 장비명칭, 장비사양, 검교정 기록서 등에 대한 사항이 기재되고 관련 증빙자료를 함께 제출

"연구인력구성"에는 시험검사를 실시한 전문기관 담당부서에 속한 연구인력들에 대한 정보가 기재

"시험자의 연구경력"에는 시험검사를 실시한 실험자가 해당 검사를 하기에 적합한 전공, 경력 등을 가지고 있는지에 대해 기재를 해야 하며, 해당 전문기관에서 규정한 요건에 적합한 시험자가 시험하였는지에 대한 자료를 제출

1-14 초음파 이용 잔료량 측정기기

Q. ICT 기반 무선 초음파 프로브 개발 시 상용 본체(예. Tablet PC, 스마트폰) 및 상용 무선 충전기를 사용할 경우 인허가 시 어떠한 점을 고려해야 하나요?

A-1. 초음파 영상 사진을 유·무선으로 전송 받아 영상을 표시(Display) 해주는 본체 (Tablet PC, 스마트폰)에 설치되는 **소프트웨어(예. 모바일 의료용앱)에 대한 검증 및 유효성 확인 자료(사이버 보안 포함), 소프트웨어 적합성 확인 보고서(별표 13에 따른 별지 제13호 서식) 준비가 필요할 것으로 사료 됩니다.**

- 소프트웨어 평가 계획 시 개발 중인 소프트웨어가 포괄할 수 있는 명칭, 버전, 운영환경을 설정하고 이를 고려하여 평가가 실시 되어야 하며 그 중 독립형 소프트웨어의 경우 허가증 원재료항에 명칭, 버전, 운영 환경을 기재하여 허가 관리하고 있어 해당 항에 기재하여야 하는 규격 또는 특성을 설정하여야 합니다.

- '의료기기의 전기기계적 안전에 관한 공통기준규격'의 **의료용 전기시스템의 요구사항을 포함하여 안전성 확인 시험은 제품의 동작 모드 등 위험관리를 통해 가장 열악한 조건을 설정**하고 해당 조건 하에서 평가가 이뤄져야 하므로 이를 고려하여 시험을 설계하셔야 할 것으로 생각됩니다.

※ 의료용 전기시스템(MEDICAL ELECTRICAL SYSTEM) : ME기기가 하나 이상이면서 기능접속 또는 다중소켓아웃렛을 사용해서 제조자가 규정한 대로 서로 결합된 기기 아이템들의 조합)

A-2. 아울러, 의료기기 부품(예. 충전기) 선정 시에는 **'의료기기의 전기기계적 안전에 관한 공통기준규격'에서는 ISO, IEC 등 규격에 적합한 부품을 사용하거나 이를 사용하지 않은 경우 위험관리를 통해 적합한 부품이 사용되었음을 입증**할 수 있어야 하므로 이를 고려하여 부품을 선정하여야 할 것으로 생각됩니다.

관련 규정

(의료기기의 전기·기계적 안전에 관한 공통기준규격 [별표1])

4.8 ME기기의 부품

이 규격이나 위험관리프로세스를 통해 규정된 예외사항이 없는 경우, 고장으로 인해 위해상황이 발생되는 배선을 포함하여 모든 부품은 규정된 정격에 따라 사용해야 한다. 보호수단으로 사용되는 부품의 신뢰성은 ME기기의 사용조건에서 평가되어야 한다. 그 부품은 다음중 하나에 적합해야 한다(4.5항 참조) :

a) 관련된 IEC 또는 ISO 규격의 적용 가능한 안전 요구사항;

비고 1) 부품의 경우, 부품 규격에의 적합성을 확인하기 위해 이미 수행한 식별한 시험 또는 동등한 시험을 할 필요는 없다.

b) 관련된 IEC 또는 ISO 규격이 없는 경우, 이 규격의 요구사항을 적용하여야 한다.

비고 2) 이 규격과 IEC 또는 ISO의 규격에도 요구사항이 없는 경우, 다른 적용 가능한 출처(예를 들면, 다른 형태의 장치에 대한 규격, 국가규격)를 사용하여 위험관리프로세스에 대한 적합성을 증명할 수 있다.

a)와 b)의 도식 흐름도는 그림5 참조.

적합성은 검사에 의해, 그리고 필요한 경우 시험을 통해 확인한다. 모터(13.2.8항과 13.2.13.3항 참조) 및 변압기(15.5.3항 참조)에 대한 이 규격의 시험은 포괄적인 것으로 고려되어야 하며, 표22에 의한 모터 또는 변압기의 절연시스템의 평가와 더불어 이 규격에서 요구하는 모든 시험을 나타낸다. 비ME기기에서 절연을 제공하는 ME시스템 부품은 16절에 따라 평가한다.

1-15 내시경용광원장치, 비디오연성대장경

Q1. 생물학적 안전성시험 중 세포독성시험 시험방법을 MTT로 진행해도 되나요?

Q2. 기술문서 중 본질적 동등품목 비교표 작성 시 비교 대상 제품을 인증받은 자사 제품으로 선정해도 되나요?

Q3. 내시경용광원장치에 의료영상처리장치 기능들이 다 포함되어 있는데 이럴 경우 작용원리를 두 품목으로 나눠서 작성해야 하나요?

Q4. 내시경용광원장치와 의료영상처리장치가 일체형으로 되어있는데 이럴 경우 조합 의료기기로 봐야 하나요?

A1. '의료기기의 생물학적 안전에 관한 공통기준규격'(식약처 고시)에서는 세포독성에 대한 정량적 평가 방법으로 부록 A부터 D까지에서 설명하는 하기 시험방법을 용출물의 세포독성에 대한 측정법으로 사용할 수 있도록 명시하고 있습니다. 따라서, 질의하신 <u>MTT cytotoxicity test로 **세포독성 시험을 진행할 수 있을 것으로 생각됩니다.**</u>

관련 규정

(의료기기의 생물학적 안전에 관한 공통기준 및 시험방법(제3조 관련))

제5장 세포독성시험

2) 정량적 평가

세포사멸, 세포의 성장저해, 세포의 증식 혹은 군집형성 등을 측정한다. 세포의 수, 단백질의 양, 효소의 분비, 생체염색제(vital dye)의 분비, 생체염색제(vital dye)의 감소 또는 다른 측정 가능한 변수를 객관적으로 정량한다. 객관적 측정결과와 반응을 보고서에 기록한다.

세포 생존율이 30% 이상 감소되면 세포독성이 있는 것으로 간주한다. 다른 절사점(cut-off points) 및 시험군 대 대조군의 허용 비율를 포함하는 다른 기준을 사용할 경우, 교체된 세포주나 다층 조직 구성체(multi-layered tissue constructs)에 대한 정당한 근거를 제시해야 한다. 이 기준은 정당한 근거를 제시하고 문서화되어야 한다.

부록 A부터 D까지에서 설명하는 시험방법은 용출물의 세포독성에 대한 정량적 측정법으로 사용될 수 있다.

- 뉴트럴 레드(Neutral red uptake, NRU) 세포독성 시험
- 콜로니형성 세포독성 시험(Colony formation cytotoxicity test)
- MTT 세포독성 시험(MTT cytotoxicity test)
- XTT 세포독성 시험(XTT cytotoxicity test)

A2. **본질적 동등 품목 비교표 작성 시 비교 대상 제품으로 기허가, 인증 받은 자사 제품을 선정하여 비교할 수 있습니다.**

A3. 작용원리는 당해 제품 개발 시 사용목적을 달성하기 위하여 적용한 과학적 원리를 기재하는 것으로 내시경 시술 시 사용되는 광원장치 그리고 광원장치에 포함된 의료영상처리 **작용원리를 전반적으로 포함 되도록 하여 작성할 수 있으며 각각 구분 작성하는 것이 제품의 작용원리를 파악하는 데 도움이 된다면 구분하여 작성할 수 있습니다.** 다만, 한벌구성의료기기인 경우에는 개별 의료기기에 대한 작용원리를 각각 작성하셔야 합니다.

관련 규정

(의료기기 허가·신고·심사 등에 관한 규정 제9조(모양 및 구조))

1. 해당 제품의 작용원리를 포함하여 모양 · 구조 · 중량 및 치수 등을 기재한다.
4. 한벌구성의료기기의 경우에는 각각의 의료기기의 목록을 작성하고 제1호 · 제2호 또는 제3호의 규정에 따라 기재한다.

(의료기기 허가·신고·심사 등에 관한 규정 제29조(첨부자료의 요건))

3. 작용원리에 관한 자료

해당 제품의 사용목적을 달성하기 위해 영향을 미치는 물리 · 화학 · 전기 · 기계적 작용원리에 관한 자료

A4. 조합의료기기는 2가지 이상의 의료기기가 모여 하나의 의료기기가 되는 것으로 **내시경용광원장치, 의료영상처리장치 각각이 별도의 의료기기로서 복합적인 기능을 발휘하는 것이라면 조합의료기기로 볼 수 있습니다.** 다만, 첨부자료 중 개발경위, 사용목적에 관한 자료 등 검토를 통해 관련 근거를 확인할 수 있어야 하며 본체의 일부 또는 구성(부분)으로서 역할을 한다면 조합의료기기에 대한 판단은 달라질 수 있습니다.

관련 규정

(의료기기 허가·신고·심사 등에 관한 규정 제2조(정의))

3. "조합의료기기"란 2가지 이상의 의료기기가 모여 하나의 의료기기가 되는 것으로서 복합적인 기능을 발휘하는 의료기기를 말한다.

1-16 치료용하전입자가가속장치

Q. 치료용하전입자가속장비 관련 국제규격 IEC 60601-2-1은 해외의 규격인데 국내에 맞춰진 방법은 없나요?

A. 질의하신 IEC 60601-2-1 국제규격(Medical electrical equipment; Part 2-1: Particular requirements for the basic safety and essential performance of electron accelerators in the range 1 MeV to 50 MeV)은 1MeV~50MeV 범위에서 환자 치료에 사용되는 전자 가속기의 제조와 일부 설치 측면에 적용되는 개별규격으로 2023년 1월 18일 **'의료기기 기준규격' 일부개정고시(안)에 대한 행정예고가 진행되었으며 고시(안) 85번. 치료용하전입자가속장치에서 국내에 맞춰진 방법을 확인할 수 있습니다.**

- 다만, 상기 기준규격(안)은 행정예고된 내용으로 의견 수렴 과정 등을 통해 최종 확정된 의료기기 기준규격은 아니므로 이를 감안하여 해당 규격(안)을 활용하시기 바랍니다.

관련 규정

(식품의약품안전처 공고 제2023-023호, 의료기기 기준규격 일부개정고시(안) 행정예고)

「의료기기 기준규격」 별표 1, 별표 2 및 별표 3을 별지와 같이 신설 또는 개정한다.

부 칙

제1조(시행일) 이 고시는 고시 후 6개월이 경과한 날부터 시행한다. 다만, 별표 1의 "10. 비흡수성봉합사", "17. 열중합형의치상용레진", "21. 화학중합형의치상용레진", 별표 2의 "63. 치과용구강외엑스선장치", "64. 치과용구강내엑스선장치"는 고시한 날부터 시행한다.

제2조(경과조치) 이 고시 시행 이전에 종전의 규정에 따라 접수된 의료기기 제조(수입) 허가신청서, 제조(수입) 인증신청서, 제조(수입) 신고서, 허가사항 변경허가신청서, 인증사항 변경인증신청서, 의료기기 기술문서 등 심사의뢰서 및 임상시험계획(변경) 승인신청서는 종전의 규정을 따른다.

〈의료기기 기준규격(안) 85. 치료용하전입자가속장치 일부 발췌〉

1. 적용범위

이 기준규격은 「의료기기 품목 및 품목별 등급에 관한 규정」(식품의약품안전처 고시) 소분류 A13020.01에 해당하는 치료용하전입자가속장치에 적용된다.

이 기준규격은 1MeV~50MeV 범위에서 환자 치료에 사용되는 전자 가속기의 제조와 일부 설치 측면에 각각 적용된다.

이 기준규격은 형식 시험과 현장시험을 포함하며, 다음과 같은 전자 가속기의 제조와 일부 설치 측면에 각각 적용된다.

프로그래밍 가능 전자 보조시스템(PESS)을 사용하여 운영 매개변수의 선택과 디스플레이를 자동으로 제어할 수 있는 것을 포함하며, 사람에 대한 의료 실무에서 방사선 치료를 위한 것이다.

일반 조건과 정상 사용에서 특성이 다음과 같은 X선 방사선 및/또는 전자선의 방사선 빔을 전달한다

1-17 범용전동식의료용클램프

Q1. 개발 중인 제품은 "범용전동식의료용클램프"(2등급)로 기존의 동등 제품이 없어 허가를 진행할 경우 성능 기준을 어떻게 설정해야 하나요?

Q2. 성능 시험성적서를 근거로 하여 임상시험 자료를 갈음할 수 있나요?

A1. '의료기기의 허가·신고·심사 등에 관한 규정' 성능시험 자료 요건에 따라 자사가 설정한 근거 또는 국제규격(IEC, ISO 등)에 의한 시험항목, 기준 및 방법을 적용하여 설정할 수 있도록 규정되어 있습니다.

- 개발 중인 제품 특성에 맞도록 성능 시험규격(평가항목)을 설정하여야 하나 아래에 제안한 <u>일반적 항목들을 성능 평가 항목으로 설정하는 것에 대해 검토해 보시기 바랍니다.</u>

※ 성능 평가항목(예시. 제거 속도, 삽입·제거·열림·닫힘 시 정상동작 및 정확도, 동작범위, 내시경 기구와 결착 시 견고성, 작동조건, 비상 정지(또는 안전장치) 등)

A2. '의료기기 허가·신고·심사 등에 관한 규정' [별표7] A44000 의료용 클램프 (범용전동식의료용클램프 30품목) 기술문서 등 제출자료의 범위에서 <u>사용목적, 작용원리가 기허가·인증 제품과 동등하여 임상시험 자료 제출 대상이 아니라면 임상시험 자료를 제외하고 기기에 대한 성능시험에 관한 자료 등을 포함한 첨부자료를 통해 인허가 신청이 가능할 것으로 판단됩니다.</u>

- 참고로, 인허가 신청서(안)에서 확인되는 제품의 사용목적과 의료기기 해당 여부 검토 당시 신청 서류에 기재된 사용목적이 일부 일치하지 않는 부분이 있어 이를 명확하고, 일관성 있어 기재할 필요가 있습니다. 해당 여부 검토 신청 시 사용목적과 인허가 신청 시 사용목적이 달라지는 경우 품목 및 등급 분류에 대한 판단이 달라질 수 있으며 이는 기술문서 등 제출자료의 범위에도 영향을 줄 수 있으므로 이를 잘 고려하셔야 합니다.

관련 규정

(의료기기 허가·신고·심사 등에 관한 규정 [별표7] A44000 의료용 클램프)

<기술문서 등 제출 자료의 범위>

<전기분야>

구분 \ 제출자료		1	2	3	4-가	4-나	4-다	4-라	4-마	4-바	4-사	5	6	7
		본질적 동등품목 비교표	사용 목적	작용 원리	전기	방사선	전자파	생물학적	성능	물리 화학	안정성	임상	기원· 발견 및 개발경위	외국 사용 현황
1. 새로운 제품	가. 사용목적이 다른 것	○	○	×	○	×	○	×	○	×	×	○	○	○
	나. 작용원리가 다른 것	○	×	○	○	×	○	×	○	×	×	○	○	○
	다. 원재료가 다른 것	○	×	×	×	×	×	×	×	×	×	×	×	×
2. 개량 제품	라. 성능이 다른 것	○	×	×	×	×	×	×	○	×	×	×	×	×
	마. 시험규격이 다른 것	○	×	×	○	×	○	×	×	×	×	×	×	×
	바. 사용방법이 다른 것	○	×	×	×	×	×	×	×	×	×	×	○	○
3. 동등제품		○	×	×	×	×	×	×	×	×	×	×	×	×

○ : 제출하여야 하는 자료, × : 면제되는 자료, △ : 개개 제품에 따라 판단하여야 하는 자료

※ 조합되거나 한벌 구성된 의료기기 또는 인체에 접촉하는 부분품이 있는 경우는 '의료용품분야'의 자료를 추가로 제출하여야 함

예) 범용전동식의료용클램프[2]

제2장

의료기기 임상시험 관련 상담사례

2 의료기기 임상시험 관련 상담사례

2-1 특수재질안구영역임플란트

Q1. 연구대상자의 임상적 특성이 차이가 클 경우 고려해야 할 임상시험 설계방법이 있나요?

Q2. Full analysis set 분석군 설정 기준을 어떻게 적용해야 하나요?

A1. 기본적으로는 층화 배정을 고려해볼 수 있을 것입니다. 다만, 층화 요인의 필요 여부에 대해서는 **시험대상군/대조군의 기저 차이, 의료기기의 효과 등이 큰 차이가 나는 것으로 알려져 있거나, 차이가 날 것으로 우려되는 요인에 대해 층화 요인의 필요 여부에 대한 임상적 타당성을 우선 확인하는 것이 필요**할 것으로 사료 됩니다.

- 시험대상자의 수가 큰 경우 단순 또는 블록 무작위배정으로 시험군과 대조군의 베이스라인 균형을 이룰 수 있으나 베이스라인 특성 변수 중 결과에 영향을 많이 주는 몇몇 변수(예: 질병의 중증도, 나이 등)를 조합하여 하위군을 생성하고 이 하위군 내에서 단순 또는 블록 무작위 배정을 실시하는 것이 층화 무작위 배정입니다.

- 층화 무작위 배정을 이용하면 층화에 사용한 변수에 의한 군간 불균형을 층화를 통하여 예방할 수 있으며, 대상자 수가 적고 소규모 임상시험에서 더 유용할 수 있습니다. 하지만, 층화를 이용하면 임상시험의 설계가 복잡하고 층화 변수를 추후 통계적 분석에서 고려하는 방법을 이용하여야 하는 등의 단점이 있을 수 있습니다.

A2. **ITT의 원칙을 최대한 유지하는 범위 내에서 특정 제외 조건을 만족하는 시험대상자를 분석에서 제외한 군을 Full Analysis(FA)군 또는 modified intention to treat(mITT)군이라고 합니다. 이때, 제외할 수 있는 조건은 계획서에 명확히 기술되어 있어야 하며 이러한 조건은 임상시험의 적응증, 설계적 특성, 수행 가능성 등을 고려하여 규정하여야 하지만 ITT의 원칙을 훼손하지 않는 범위 내에서만 가능합니다.**

- 예를 들면, 선정/제외기준에 맞지 않는 시험대상자, 시험기기 또는 대조기기를 한 번도 적용하지 않은 시험대상자 등을 제외할 수 있습니다. FA군은 ITT군의 부집단이라고 할 수 있으며 일반적으로 FA군을 주분석군(primary analysis set)으로 사용하고 있습니다.

- 모든 시험 대상자들이 임상시험 계획서대로 순응하여 시험을 종료하면 모든 시험대상자를 이용하여 시험군과 대조군을 비교하면 되나 임상시험이 진행되는 동안 계획서를 준수하지 않는 다양한 상황이 발생할 수 있습니다. 가장 빈번한 예로 중도 탈락, 방문 놓침, 의료기기 순응(compliance) 등이 있습니다.

- 또한, 극단적인 예로는 무작위 배정된 군 간의 변경입니다. 즉, 시험군으로 할당되었으나 대조군을 적용한 경우가 있을 수 있습니다. 이렇게 계획서 위반이 발생하고 계획서에 순응한 시험대상자만 이용하여 통계분석을 하게 되면 결과에 편향이 발생할 수 있습니다.

- 특히, 중도 탈락이 이상 반응에 의하여 발생하게 되면 sham 군에 비하여 시험군에서 중도 탈락이 더 많이 발생할 것이며 시험용 의료기기의 효과가 좋지 않은 사람들이 더 탈락할 가능성이 높아집니다.

- 또한, 만일 시험군에 할당된 시험대상자가 임상시험기간 동안 어떠한 이유로 대조군을 적용하였다고 하여도 이 대상자를 대조군으로 분류하게 되면 그 이후에 무작위 배정의 손상이 발생하여 결과에 영향을 줄 수 있습니다. 따라서, 무작위 배정의 손상을 최소화하고 분석하기 위해서는 시험에 참여한 모든 시험대상자를 무작위 배정된 군대로 포함하여 분석하는 것이 ITT (intention-to-treat) 원칙입니다.

2-2 의료영상진단보조소프트웨어

Q1. 임상시험에서 교차설계 방법은 무엇인가요?

Q2. 임상시험에서 결측 자료 발생 시 어떻게 처리해야 하나요?

A1. **교차설계는 평행설계와 다르게 한 연구대상자에게 시험용 의료기기, 대조용 의료기기 모두를 적용하여 측정하는 방법입니다.** 예컨대 대조군과 시험군이 나누어진 경우(2×2 교차설계), 피험자는 대조 의료기기 우선군 및 시험의료기기 우선군으로 나뉘는 무작위 배정을 받게 됩니다.

- 대조 의료기기 우선군에 배정된 경우에는 대조 의료기기를 먼저 사용(적용)하고 이전 의료기기의 효과가 사라질 정도의 일정 시간이 경과된 후에 시험의료기기를 사용(적용)하게 되며, 시험의료기기 우선군에 배정될 경우에는 시험의료기기를 먼저 사용(적용)하고, 일정 시간이 경과된 후에 대조의료기기를 사용(적용)하게 되는 경우입니다. 결과적으로 한 명의 연구대상자에서 대조군과 처리군을 직접 비교할 수 있다는 장점이 있는 시험설계로 볼 수 있습니다.
- 교차설계에서는 연속적으로 두 기기의 시험을 수행하기 때문에 첫 번째 순서에서 수행한 의료기기의 효과인 잔류효과(residual or carryover effect)가 발생하지 않도록 충분한 시간(wash-out period)를 두고 시험을 진행하여야 합니다.

A2. 임상시험에서 결측 자료는 흔하게 발생할 수 있습니다. 임상시험 대상자가 여러 이유로 임상시험을 종료하지 못하게 되면 자료를 얻을 수 없으므로 결측이 발생됩니다. 가장 흔히 발생 되는 결측은 중도 탈락으로 볼 수 있습니다.

- 임상시험이 베이스라인을 포함하여 매 3개월마다 1년간 방문하여 조사를 실시한다고 가정하였을 때 한 임상시험 대상자가 6개월까지는 방문하고 중도 탈락하였다고 한다면 9개월째와 12개월째의 결과는 결측이 발생하게 됩니다.

- 임상시험 분석 대상군은 위에서 설명한대로 FA군과 PP군으로 나누게 되는데 PP군의 경우는 프로토콜 위반자를 제외하므로 일반적으로 이러한 중도탈락 대상자는 제외하게 되지만 FA군은 임상시험에 무작위 배정된 대상자는 모두 포함해야 하므로 중도 탈락자도 포함하여 분석하여야 합니다.

- 따라서, **결측을 보정하는 방법을 이용하여야 합니다.** PP군과 같이 중도탈락자를 모두 제외하고 만일 시험군과 대조군의 중도 탈락자의 특성이 다른 경우 무작위 배정에도 불구하고 분석 결과에 편향이 발생할 수 있고 또한, 분석대상자 수가 줄어들어 검정력에 영향을 줄 수 있습니다.

- **결측 자료를 보정하기 위한 통계적인 방법은 여러 가지가 있지만 임상시험에서 주로 사용하는 방법은 결측을 대체(imputation)하는 방법을 많이 이용합니다.** 대체 방법은 통계적인 모형을 이용하여 결측 자료를 예측한 값으로 채워 넣고 분석하는 방법입니다. 대체 방법에 사용하는 통계적 모형은 매우 다양합니다. 중요한 것은 데이터의 특성을 잘 적합할 수 있는 대체 모형을 구축하는 것이 중요하며 만일 모형을 잘 못 사용하는 경우는 결측값을 제거하고 분석하는 방법의 결과보다 편향이 더 커질 수도 있습니다.

2-3 뇌영상검출진단보조소프트웨어

Q1. 시험데이터 영상 선정 시 편향을 줄이려면 어떻게 해야 하나요?

A1. **영상 선정대상 및 방법은 선택적 편향 가능성을 최소화하기 위해 학습 및 검증용 영상자료를 수집한 기관을 제외하고, 영상 선정자의 독립성을 유지하고, 무작위 선정하도록 적절히 설정해야 됩니다.** 다만, 질환의 원인(외상, 질병 등)에 따른 양상(위치, 중증도 등)의 다름이 알려져 있으므로 질환 원인에 대한 하위군 또는 층화 요인의 설정이 불필요한지 여부에 대해 임상적 타당성을 꼭 확인해야 합니다.

- 통계적 관점의 객관성 및 대표성은 참조표준 구축자 및 구축과정에서 편향 가능성을 최소화하였을 때 타당한 것으로 판단합니다. 이때 특정 참조표준 구축자 (시험책임자, 선임자, 개발과정에 참여한 시험자 등)에 의한 편향(표지누락, 실수, 또는 오류 등), 참조표준 구축자료에 의한 편향(임상시험용 자료에서는 나타나지 않았거나 확인할 수 없는 병변에 대한 검사결과 또는 진단결과 사용 등), 참조표준 구축 방법에 의한 편향(판독자 간 차이 가능성 무시, 일반적이지 않은 판독기준 및 절차 등)이 최소화되도록 설정하는 것이 바람직합니다.

- 참조표준 구축은 객관적 자료로서 타당하도록 참조표준의 근거(위치, 판단근거 등)를 기록하고, 눈가림 및 무작위 배정된 임상시험용 자료에서 독립적 참조표준 구축자들의 의견일치 방법 등을 설정하는 것을 권장합니다.

- 선정된 영상은 참조표준 구축군과 시험군에 각각 눈가림 및 무작위 배정하는 것이 적절합니다. 설정된 Triage 리더 스터디의 경우, 대조-시험군 외에 시험-대조군의 순서군에 추가하여 각 순서군에 영상을 무작위 배정하고, 첫 번째 시험과 두번째 시험 전 영상자료의 무작위 배정을 추가 수행하는 것이 적절할 수 있습니다. 해당 과정은 시험기기 시험 결과, 참조표준 구축 결과, Triage 시험 결과를 각각 기록하고 임상시험이 종료된 다음 무작위배정표의 눈가림을 해제하여 임상시험 결과를 취합 및 분석하도록 재설정하는 것을 권장합니다. 시험책임자가 임상시험 자료의 신뢰성 보증을 위해 증례기록에 대한 날인 등을 수행하고자 하는 경우, 시험책임자는 반드시 눈가림을 유지한 상태에서 수행하는 것을 권장합니다.

2-4 위장병학 및 비뇨의학진료소프트웨어

Q1. 계획서 작성 시 편향 방지 대책은 어떻게 수립하는 해야 하나요?

A1. 임상시험의 타당성 및 객관성을 높이기 위해서는 편향방지 대책을 올바르게 수립하는 것이 좋습니다. 이를 위해 **모든 절차 및 방법들은 임상적·통계적 타당성을 확보하는 방법으로 연구계획을 수립해야 합니다. 아래의 방법을 활용해 보시기 바랍니다.**

가) **(선택적 편향 최소화)** 영상의 선정과정은 가능한 의료기기 적용 대상 환자에 대해 무작위 선정하고, 참조표준 구축과정과 독립적으로 설정

나) **(판독방법 편향 가능성 최소화)** 선정된 영상을 참조표준 구축군 및 판독자(reader) 순서군에 배정하는 영상은 각각 무작위 배정

다) **(판독자 편향 가능성 최소화)** 영상 판독은 교차설계에 따라 1기와 2기로 수행하고, 판독자의 기억에 의한 잔류효과(Carry over effect)를 방지하기 위해 1기와 2기 사이에 휴식기(wash out period) 설정 및 영상 재무작위 배정

라) **(참조표준 구축방법(자료) 편향 가능성 최소화)** 영상자료의 판독 및 진단에 대한 참조표준 구축 시 사용하는 자료는 가능한 의료기기 또는 판독자가 사용하는 자료와 동일한 자료를 사용하여, '임상시험용 자료'에서 판단할 수 있는 참조표준 결과를 확보

마) **(특정 참조표준 구축자에 의한 편향 가능성 최소화)** 참조표준 구축군은 구축자간 불일치 발생 가능성을 고려하도록 구축자간 각각 참조표준을 구축한 다음, 가능한 한 다수의 의견 합치 여부를 확인하여 객관적인 참조표준 값을 구축하는 것이 바람직합니다. 이 때, 의견이 불일치하는 영상을 '제외' 또는 '탈락처리'하는 것은 바람직하지 않으며, 필요 시 3자 이상의 논의 또는 상위 검사 결과(예. 생검 결과 등)에 따른 판정 등을 통해 참값 근거 확보

바) **(중간분석 방지대책)** 영상자료의 선정 근거를 눈가림하여 참조표준 구축군 및 판독자 순서군에 영상자료만을 제공하고, 독립적 무작위배정자를 두어 무작위배정자는 참조표준 구축군, 순서 1군(시험-대조)의 1기 및 2기 무작위배정표, 순서 2군(대조-시험)의 1기 및 2기 무작위배정표를 각각 생성하여 영상을 무작위배정표에 따라 배정하는 것이 적절합니다. 참조표준 구축결과는 판독군 시험자, 무작위배정자, 통계분석자 등 임상시험 참여자에게 눈가림하고, 판독군 시험자들의 판독 결과는 참조표준 구축자, 무작위배정자, 다른 판독자, 통계분석자 등 임상시험 참여자에게 눈가림을 유지

사) **(독립적 유효성 비교평가 및 통계분석절차)** 임상시험자료가 완결(DB Lock)되고 나면 무작위배정자는 무작위배정표를 통계분석자 또는 최종판독자에게 제공하는 등 임상시험 자료의 완결 전에 무작위 배정 정보가 해제되지 않도록 하여야 합니다. 참조표준 구축 결과 및 판독자의 판독 결과를 중간에 비교할 수 없도록 눈가림 및 무작위 배정된 자료를 임상시험 종료 후 완결된 임상시험 자료를 사용하여 유효성 비교평가 및 통계분석을 수행하는 것이 적절합니다. 이때, 통계분석자 또는 최종 판독자는 무작위배정 과정부터 참조표준 구축, 영상 판독과정 등에 관여하지 않는 독립적인 임상시험 참여자로 설정

2-5 내시경영상검출진단보조소프트웨어

Q1. 가설검정을 위한 시험대상자 수 산출방법은 어떻게 되나요?
Q2. 일치율을 보기 위한 유효성 평가변수를 Dice계수로만 설정해야 하나요?

A1. 허가를 위한 확증 임상시험에서는 연구목적에 따른 가설을 통계적으로 검정하기 위한 시험이므로, 통계적 검정에 대한 가설, 유의수준, 검정력, 예상되는 효과 등에 대한 정보를 활용하여 시험대상자 수를 산출하여야 합니다.

참고

1. 연구가설

조사하려는 의료기기의 유효성과 안전성에 관한 가설로 귀무가설(H_0)과 대립가설(H_1)이 있다. 대립가설은 연구자가 임상시험을 통해 증명하려는 가설이고 귀무가설은 대립가설의 입증에 실패하여 채택할 수밖에 없는 가설이다

2. 유의수준과 통계적 검정력

유의수준과 검정력은 표 1에 정리된 통계적 가설검정에서의 오류를 범할 확률로 표현 된다.

표 1 통계적 가설검정의 결정에서 나타나는 오류의 종류

Decision \ Reality	H_0 is True	H_1 is True
H_0 is True	Correct $(1-\alpha)$	Type II error (β) **
H_1 Is True	Type I error (α) *	Correct (Power) $(1-\beta)$

* Type I error: 제 1종 오류 **Type II error: 제 2종오류

표 1의 의사결정 과정에서 유의수준 (α)이란 제 1종 오류를 범할 최대허용한계치이며, 귀무가설이 참인 경우 귀무가설을 기각하는 오류를 저지를 확률을 의미한다. 검정력 $(1-\beta)$는 대립가설이 참인 경우 귀무가설을 기각하는 올바른 결정을 내릴 확률을 의미한다. 일반적으로 80%이상의 검정력을 유지하는 표본수를 구하도록 한다.

3. 검정통계량과 채택역과 기각역

채택역은 귀무가설 H_0를 받아들이는 검정통계량의 영역이고 기각역은 귀무가설 H_0를 받아들이지 않는 검정통계량의 영역이다. 일반적으로 모평균(μ)과 분산(σ^2)에 대한 검정통계량으로 각각 표본평균($\overline{X}$)와 표본분산(S^2)을 사용한다.

4. 연구대상자 수의 결정

임상연구에서 연구대상자의 수는 연구목표를 분석할 수 있을 정도의 충분한 수가 보장되어야 한다. 1차 주효과 변수를 기준으로 판단해야 하며, 임상시험대상 피험자 수의 결정 방법 및 근거가 기술되어야 한다. 그러나 최근 임상연구가 점차 복잡해짐에 따라, 다양한 연구목적을 평가하기 위하여 1차 주효과 변수 뿐만 아니라 2차 효과 변수와의 조합 등의 방법이 분석에 고려되고 있다.

표본수가 너무 작다면 의료기기의 효과를 파악해낼 수 있는 검정력이 상대적으로 낮아지는 문제점이 있다. 반대로 너무 많으면 지나치게 많은 시간과 자원을 소모하고, 비윤리적이며, 환자들이 더 좋은 처치를 받을 수 있는 기회를 박탈하는 연구가 될 것이다. 따라서 최적의 표본수를 계산한 뒤 연구를 수행하는 것은 매우 중요하다.

5. 선행연구 또는 문헌 리뷰를 통한 예상되는 효과 차이(및 표준편차)

연구대상자 수의 결정 공식은, 연구디자인, 주효과 변수의 종류, 분석방법에 따라 다양한 형태로 구성되어 있기 때문에 이에 대한 전문적인 지식이 요구된다. 연구대상자의 수 산출에 있어 중요한 요건 중 하나는 선행연구 또는 문헌 리뷰를 통해 얻어진 '예상되는 치료 효과의 차이' 및 표준편차에 대한 정보의 획득인데, 선행연구를 통한 근거 자료 및 과학적으로 타당한 설명이 반드시 이루어져야 한다.

6. 용어정리

μ_t : 시험기기에서 주효과변수의 평균

μ_c : 대조기기에서 주효과변수의 평균

p_t : 시험기기에서의 성공률

p_c : 대조기기에서의 성공률

ϵ : 효과의 크기(the difference in effect of two intervention), 즉 $\epsilon = \mu_t - \mu_c$

σ : 주효과변수의 표준편차

δ : 동등성/비열등성 인정한계(margin), 임상적으로 중요한 차이(clinically meaningful difference))

α : 유의수준(the significance level)

A2. 인공지능 소프트웨어 임상시험에서 위치의 일치율을 평가하기 위한 변수로 Dice계수를 일반적으로 설정하고 있으며, **'인공지능 기반 조직병리 체외진단의료기기(소프트웨어) 허가·심사가이드라인'에서 제공하고 있는 평가항목 중 하나입니다. 개발하고자 하는 소프트웨어에 더 타당한 평가변수가 있다면 다른 평가변수도 설정할 수 있습니다.**

참고

※ Dice 계수는 표준 정답 영역에 대한 알고리즘의 제시 영역의 일치율을 평가하는 값으로 두 영역의 교차 영역 넓이의 두배를 두 영역 넓이의 합으로 나눈값

$$\text{Dice} = \frac{\text{교차 영역 X2}}{\text{합 영역}}$$

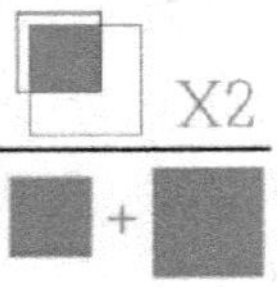

2-6 의료용전자기발생기

Q1. 다기관 임상시험에서 기관 효과를 랜덤효과(random effect), 처리효과를 고정효과(fixed effect)로 설정하는 혼합모형분석을 설정한 후 시험대상자 수 산출이 가능한가요?

Q2. 1차 유효성 평가변수에 대해 공변량 보정을 한다면, 어떠한 보정요인을 설정해야 하나요?

A1. <u>혼합모형을 설정한 후 시험대상자 수를 산출하는 것은 가능</u>합니다. 다만, 랜덤효과(random effect), 고정효과(fixed effect)로 설정한 기관 및 처리 효과에 대한 타당한 근거를 제시하여야 함을 알려드립니다.

A2. <u>인지행동 관련 연구에서 대표적으로 알려진 보정요인으로는 성별, 연령, 교육수준 등이 알려져 있습니다.</u> 따라서, 신청하고자 하는 임상시험에 고려하실 수 있으며, 알려진 세 가지 요인뿐만 아니라 본 임상시험 대상자의 특성을 고려하여 임상적으로 타당한 보정요인을 추가적으로 설정하실 수 있을 것으로 사료됩니다.

2-7 심전도분석소프트웨어

Q1. 우월성 및 비열등성 검정을 어떻게 구분하나요?

Q2. 1차 유효성 평가변수 기술을 어떻게 해야 하나요?

Q3. 양성 판정 기준을 어떻게 설정해야 하나요?

A1. 검정에 따른 임상시험 분류는 다음 참고사항과 같습니다.

참고

1. 우월성 검정 (Test for Superiority)

$$H_0 : \epsilon = \mu_t - \mu_c \le \delta \ \ vs. \ \ H_1 : \epsilon = \mu_t - \mu_c > \delta$$

귀무가설이 기각될 경우 시험기기와 대조기기 간의 차이가 δ보다, 즉 임상적으로 의미있는 차이(clinically meaningful difference)보다 크다는 것을 의미합니다.

우월성 비교는 연구목표가 대조군(sham 또는 active 의료기기)에 비하여 처리군(연구 의료기기)의 효과가 더욱 뛰어남을 보이려는 목적이 있을 경우에 해당합니다. 그러나 연구 참여자의 질병이 심각하거나 sham 대조군을 고려한 우월성 비교는 윤리적으로 문제가 발생할 수 있습니다. 이때는 활성대조군을 고려하여야 합니다.

2. 비열등성 검정 (Test for Non-Inferiority)

$$H_0 : \epsilon = \mu_t - \mu_c \le -\delta(<0) \ \ vs. \ \ H_1 : \epsilon = \mu_t - \mu_c > -\delta$$

귀무가설이 기각될 경우 시험기기가 대조기기의 효과에 못지않다는 것을 의미합니다.

A2. 연구가설 및 통계가설을 명확하게 설정하고 이에 따라 검정방법을 정하면, 1차 유효성 평가변수를 검정방법에 맞는 변수를 설정하면 됩니다. 따라서 1차 유효성 평가변수가 명확하게 설정되었다면, 이를 기준으로 시험대상자 수 산출을 하여야 합니다. **즉 1차 유효성 평가변수를 기준으로 통계분석방법 및 시험대상자 수 산출을 도출하여야 합니다.**

A3. 심전도 질환의 심정지 판정 기준에 대한 **임상적 판정기준치(cut-off)를 설정**하여 양성판정 기준을 설정하시기 바랍니다.

2-8 종양관련유전자검사시약

Q1. 검체의 스크리닝, 눈가림, 무작위배정 과정 등 설정할 때 고려해야 할 사항은 무엇인가요?

A1. <u>임상적 성능시험을 위한 담당자 구성(시험책임자, 검체관리자 및 의료기기 관리자 등) 사항 등에 대해 구체적으로 작성하시기 바랍니다.</u>

선정 및 제외기준에 따라 선별한 검체에 스크리닝 부여 방법에 대해 임상시험 설계방법에 맞게 구체적으로 작성하시기 바랍니다.

<u>무작위배정 방법(표의 작성 방법, 배정방법, 무작위 배정 통계프로그램 등)에 대해 구체적으로 작성하여야 합니다.</u> 즉, 스크리닝 번호 부여 후 무작위 배정코드를 어떻게 생성하고 부여하는 방법에 대해 구체적으로 작성하여야 합니다.

<u>눈가림 방법에 대해 임상시험 참여자에 대한 눈가림 설정방법, 유지방법 및 눈가림 해제 절차에 대해 구체적으로 작성하여야 합니다.</u>

눈가림 해제하는 것은 사례별로 고려되어야 하며, 심각한 의학적 응급상황 또는 투여군에 대한 정보가 시험대상자 즉 검체의 처치에 영향을 미칠 경우에만 고려되어야 합니다. 시험책임자가 눈가림을 해제할 필요가 있다고 판단한 경우, 의뢰자에게 동의를 얻기 위하여 연락을 취하고, 의뢰자는 임상시험 관계자들과 눈가림 해제가 꼭 필요한 사항인지 논의를 통하여 해제 여부를 결정한 후 시험책임자에게 눈가림 해제 여부와 눈가림 해제 코드를 통보해줘야 합니다.

이에 따라 시험책임자는 해제코드를 통보받는 방법(예:IWRS 등)에 따라 눈가림을 해제하고 계획되지 않은 눈가림 해제가 발생한 경우 눈가림 해제에 대한 기록을 문서화하고 보관해야 하며, 시험책임자는 눈가림 해제 일자, 시간, 사유 등을 반드시 근거문서에 기록하는 것을 권고드립니다.

2-9 기타체외진단소프트웨어

Q1. 임상시험 성공여부는 무엇으로 결정하나요?

Q2. 유효성 평가변수의 기간은 어떻게 설정하나요?

Q3. 시험대상자 수 산출과정은 어떻게 제시해야 하나요?

A1. 임상시험의 성공여부는 1차 유효성 평가변수의 결과를 기준으로 검토하게 됩니다. 다만, 1차 유효성 평가변수에 영향을 주는 것뿐만 아니라 다른 식으로 반응하는 하위집단 등에 영향을 주는 인구통계학적인 요인이나, 또는 다른 요인에 의한 상호작용은 없는지를 알기 위해서 2차 유효성 평가변수 등에 대한 분석결과들도 임상시험의 성공여부를 판정하기 위한 보조지표가 될 수 있음을 알려드립니다.

A2. 유효성 평가변수의 기간 등을 설정하기 위해서는 임상진료지침 등 임상적 근거에 따라 기간 등을 설정해야 합니다.

A3. 목표 민감도, 특이도에 대해 임상적으로 타당한지 근거문헌 등도 함께 제시되어야 하며, 시험대상자 수에 대한 도출 과정을 확인할 수 없는 경우, 도출 과정 및 계산과정에 대한 구체적인 기술을 하거나 사용한 통계프로그램이 있다면, 도출 결과화면을 제시하는 것을 고려해 보시기 바랍니다.

2-10 암진단검사소프트웨어

Q1. 기허가 제품이 없는 경우 시험대상자 수 산출에 활용할 수 있는 근거자료는 무엇이 있나요?

Q2. 인공지능 소프트웨어의 경우 성능 검증을 위한 Train/Test 비율이 식약처에서 요구하는 기준이 있나요?

Q3. 임상시험계획승인을 받고 문제없이 수행하면 허가 시 임상시험에 대해서 반려사항이 발생하는 경우가 있나요?

A1. 시험대상자 수 산출 관련 근거자료는 수행하고자 하는 임상적 성능시험과 비교하여 가설, 디자인, 기간, 유효성 평가변수의 정의 등을 고려했을 때 임상적으로 적용 가능한 기존에 출판된 연구결과(논문 등)을 사용할 수도 있으며, 만일 이것이 힘들다면, 탐색 임상(pilot study)를 실시하여 근거를 마련할 수도 있으나, 탐색 임상을 통해 설정된 기준의 타당성 여부는 추가 검토가 필요할 수 있습니다.

탐색, 연구자 임상적 성능시험 계획 시 피험자(또는 검체)의 연령, 성별, 흡연이력 등 선정기준으로 관련 가이드라인 있다면, 활용할 수 있을 것으로 생각되나 탐색시험의 목적과 시험기기 사용목적(검사대상)에 따라 선정기준이 달라질 수 있으므로 선택한 가이드라인의 적정성 여부는 추가 검토가 필요할 수 있습니다. 이와 함께 제조사에서 수립한 임상 기준에 대해서는 국내 유관 학회의 공식적인 학술 자문을 받는 방법도 함께 고려해 볼 수 있을 것입니다.

A2. 성능 검증을 위한 Train/Test 특정 비율에 대해 규정하고 있지는 않지만 임상적 성능 시험 시 시험 데이터 수 결정 및 훈련 데이터 관리에 관하여 아래 식약처 가이드라인에서 제시하고 있는 내용을 검토해 보시기 바랍니다.

참고

〈인공지능 의료기기의 허가심사 가이드라인〉

성능 및 임상적 유효성 검증에 사용되는 시험 데이터셋은 객관성을 유지하기 위하여 훈련 데이터셋의 상호 독립성 등을 고려하여야 한다. 임상적 유효성 확인 자료는 「의료기기 허가·신고·심사 등에 관한 규정」 제29조(첨부자료의 요건)의 '12. 임상시험에 관한 자료' 나목에 따라 임상시험 방법, 임상 결과, 임상 평가의 기준이 고려되어야 한다.

후향적 연구 설계 시 임상시험에 사용하는 시험 데이터셋은 제품 개발 과정 동안 사용된 훈련 데이터셋과 독립적이어야 한다. 또한, 시험 데이터셋의 선정기준·제외기준 및 목표한 피험자의 수는 편향(Bias)이 발생하지 않도록 시험 데이터셋의 수집 관련 내용(수집 방법, 수집 장소, 수집 양식, 수집 항목 등), 시험 데이터셋의 측정 시기 및 대상자 수, 시험 데이터셋의 선정기준 및 제외기준 등을 고려하여야 한다.

환자의 의료영상, 생체신호, 체외진단검사결과 등에서 진단·치료에 필요한 임상 정보를 분석하여 질병을 진단·예측하는 의료기기는 한국인의 시험 데이터셋을 사용하여 전자의무기록에 기술되어 있는 확진된 진단 결과와의 비교를 통해 임상적 유효성을 확인할 수 있으며, 인종적 요인의 차이가 없음을 입증할 수 있는 경우에는 한국인의 시험 데이터셋이 필요하지 않을 수 있다.

〈인공지능 의료기기의 임상시험계획서 작성 가이드라인(폐암, 폐결정)〉

시험 데이터셋은 시험디자인을 고려하여 구체적이고 엄격한 선정기준과 제외기준을 제시하여야 한다. 시험군과 대조군을 포함한 시험 데이터셋 수는 해당 의료기기의 특성 임상시험디자인 근거를 통한 시험에서 기대하는 연구결과의 사전예측 통계적 유의성 검정력 탈락율 등을 반영하여 통계학적으로 타당하게 제시되어야 하며 임상시험의 효능 및 안전성 입증에 필요한 충분한 수가 확보되어야 한다.

시험 데이터셋 수의 결정은 연구가설 유의수준 통계적 검정력 사용될 통계적 방법 연구디자인 탐색임상 또는 논문 리뷰를 통한 예상되는 정확도 등의 효과 차이를 고려하여 결정한다.

시험 데이터셋 수의 결정 공식은 연구디자인 주효과 변수의 종류 분석방법에 따라 다양한 형태로 구성되어 있기 때문에 적절한 통계 연구가설을 설정한 후 데이터 수 산출 공식을 적용하여 산정하도록 한다. 해당 통계 공식은 의료기기 임상시험 관련 계기법 가이드라인 을 참고하여 시험 데이터셋 수를 산출하고 그 근거, 가설 변수 성공기준 참고문헌 등을 제시하여야 한다

〈인공지능 의료기기의 임상시험방법 설계 가이드라인〉

시험 데이터셋은 임상시험을 위해 수집하는 의료용 데이터로서 진료기록 또는 기존의 임상시험 과정 중 발생한 환자 데이터 등이 해당된다. 시험 데이터셋은 품질 수집방법 종류 등에 따라 후향적 임상시험의 임상 유효성 평가 결과에 영향을 미칠 수 있다.

따라서 시험 데이터셋 선정은 매우 중요한 과정으로서 임상시험 설계 시에는 선정기준 및 제외기준을 명확히 하고 수립된 기준에 따라 데이터를 선정하여야 한다. 선정기준 및 제외기준은 의료기기의 적응증에 따라 질환군 질환의 빈도 성별 등 목표 집단 을 반영하여야 한다. 또한 시험 데이터셋 은 의료기기의 개발 과정동안 사용된 훈련 데이터 셋과의 독립성이 유지되어야 하고 편향 이 발생하지 않도록 모집된 데이터 집단에서 무작위 배정을 통해 추출할 것을 권고한다.

시험 데이터셋의 수는 대상 질병, 임상시험의 목적, 임상시험 평가변수, 검정력 등을 고려하여 후향적 임상시험에 적합한 통계학적 방법에 따라 산출할 수 있다. 이러한 시험 데이터셋의 수는 1차 유효성 평가 변수의 종류, 임상결과의 기대치 정도, 비교 대상 및 방법 등에 따라 달라질 수 있으며 적절한 통계가설을 설정한 후 피험자 데이터 수 산출 공식을 적용하여 산정하도록 한다.

〈훈련 데이터셋의 관리〉

MLMD는 질병의 진단·예측을 위한 특징을 추출하기 위해 전자의무기록(Electronic Medical Record, EMR), 의료 문헌(임상 논문, 임상학회의 가이드라인 등), 의료영상 등 다양한 훈련 데이터셋이 필요하며, 이러한 훈련 데이터셋은 제품의 성능 및 유효성에 영향을 미칠 수 있다.

따라서, 제조자는 훈련 데이터셋의 유효성이 일관되게 유지되도록 훈련 데이터셋 관리 정책을 수립하여야 하며, 훈련 데이터셋의 업데이트 시기는 제조자 및 의료기관과의 협의로 설정할 수 있다. 훈련 데이터셋 관리 정책은 제조자나 의료기관의 훈련 데이터셋 확보 계획과 확보된 훈련 데이터셋의 효과적인 운영 관리 체계 및 계획을 정의하는 작업으로서 훈련 데이터셋의 관리 원칙, 관리 조직, 품질관리 프로세스에 대한 체계 및 계획을 수립하여야 한다.

특히, 훈련 데이터셋 관리 조직은 훈련 데이터셋의 품질관리 항목과 범위, 기준을 설정하고, 정기적 또는 비정기적으로 추가되는 훈련 데이터셋에 대하여 제품 알고리즘의 품질 평가 활동이 필요하다.

〈인공지능 기반 조직병리(유방암) 체외진단의료기기(소프트웨어) 허가심사 가이드라인(민원인 안내서)〉

인공지능 알고리즘 학습에 사용된 데이터가 training, tuning, validation 군으로 나눠질 경우 각각의 구성 정보(예. 구분 기준, 구분 데이터 수의 적정성 포함)를 확인할 수 있는 자료

검체 선정 : 판정기준치가 필요할 경우 이를 설정하는 학습 단계에서 정상조직 및 양성, 질환조직을 포함하는 것을 권장한다. 정상(음성) 환자의 검체 확보가 가능한 경우는 정상 검체를 학습 및 검증에 포함하여야 한다.

정상(음성) 환자의 검체 확보가 불가능한 경우 정상 조직을 구별할 수 있는 학습이 이뤄졌음을 확인할 수 있는 자료를 제출해야 한다. 양성(병변) 검체의 경우 조직적 분화도, 악성도 혹은 침습의 정도 등을 고려하여 다양하게 포함되도록 구성하여야 한다.

유효성 확인 시험대상자(또는 검체)는 진단에 '아주 전형적인 소견을 보여주는 검체 외에도 일상적인 사례를 대표할 수 있는 경계성 증례(borderline case)를 포함하여 실제 임상 환경과 유사한 환경에서 수행될 수 있도록 시험대상자(또는 검체)를 선정하여야 한다.

A3. **임상적 성능 시험설계 및 시험결과가 신청 제품의 사용목적에 대한 안전성 및 유효성을 충분히 입증할 수 있는지 여부와 제출 자료가 허가심사 규정 요건에 적합한지에 따라 자료의 인정 여부는 달라 질 수 있습니다.** 따라서, 수립한 계획에 따라 임상시험이 수행이 된 자료라는 것만으로 해당 자료가 인허가 시 인정 받을수 있는 것은 아닙니다.

식약처 승인을 받은 임상적 성능시험계획의 경우 체외진단의료기기 임상시험계획(변경 포함) 승인과 동 제품의 허가 여부는 별개로 향후 동 제품의 허가 신청 시 체외진단의료기기법에 따라 허가 여부를 재검토한다는 것을 공지하고 있습니다.

2-11 유방암영상검출진단보조소프트웨어

Q1. 임상시험 시 판정에 대한 정답지로 어떠한 것을 설정해야 하나요?

A1. 영상의 정답지가 참조표준을 의미하는 것으로 판단되어 이를 기준으로 설명드리면, **참조표준은 진단·예측하고자 하는 질병의 유무나 특정한 상태를 진단한 결과로서 단일 또는 복수의 검사나 방법으로 확보할 수 있으며 시험대상자의 임상적 추적관찰 등을 포함하기도 합니다.** 참조표준의 예는 다음 참고와 같습니다.

참고

1) 질병에 대한 명시적인 판정기준
- (예 1) 생체신호를 분석하여 고혈압의 정도를 진단 보조하는 의료기기 (소프트웨어)인 경우 고혈압 판정 수치를 참조표준으로 설정
- (예 2) 다양한 의료정보를 분석하여 전신성 홍반성 낭창(Systemic lupus erythematosus, SLE)을 진단 보조하는 의료기기(소프트웨어)인 경우 명시적으로 정의된 진단 기준을 참조표준으로 설정

※ 전신성 홍반성 낭창의 진단 기준 : 미국류마티스학회(ACR)에서 제안하는 루푸스 분류기준에 따라 '원반모양 홍반' 등 11개의 항목 중 4개 이상의 항목이 확인되는 경우

2) 참조표준 의료기기를 이용한 검사결과 또는 질병의 표준검사 방법에 의한 확진데이터
- (예 1) 흉부 X-ray 영상을 이용하여 폐암을 검출하는 의료기기(소프트웨어)인 경우 CT 또는 MR 영상의 검사결과를 통해 확진된 환자의 의료영상을 참조표준으로 설정
- (예 2) X-ray 영상을 이용하여 유방암을 진단 보조하는 의료기기(소프트웨어)인 경우 조직검사를 통해 확진된 환자의 의료영상을 참조표준으로 설정

3) 임상의 전문가 그룹에 의해 확진된 데이터
- (예) MR 영상을 이용하여 뇌질환을 진단 보조하는 의료기기(소프트웨어)로 질병의 명확한 판정기준 또는 기타 검사방법이 없는 경우 임상의 전문가 그룹에 의해 확진된 데이터를 참조표준으로 설정

임상의 전문가 그룹에 의해 확진된 데이터를 이용하여 참조크준을 구축하는 경우는 '질병에 대한 명시적인 판정 기준'이나 '참조표준 의료기기를 이용한 검사결과 또는 질병의 표준검사 방법에 의한 확진데이터'가 없을 때 가능하다. 이때, 임상의 전문가 그룹에 의하여 참조표준을 구축하는 경우, 의료기기의 적응증과 임상시험 목적 등에 적합한 전공과 경력을 갖춘 복수의 임상의가 참여하여야 한다.

모든 임상의는 동일한 진료 지침을 이용하여 질병을 판독하고, 판독 결과의 의견 불일치가 발생할 경우에는 적절한 합의과정을 통해 해결한다. 또한, 필요한 경우 해당 질환과 관련한 임상 학회나 단체 등의 견해를 반영하여 결정할 수 있다.

다만, 임상시험 시 편향(Bias)을 최소화하기 위하여 참조표준 구축에 참여한 임상의는 임상시험 평가자로 참여하지 않을 것을 권고한다.

2-12 병리조직진단보조소프트웨어

Q1. 임상시험 결과를 식약처 의료기기 인허가의 증빙으로써 활용할 수 있는 데이터 수집 및 표현 방법이 있나요?

A1. 임상적 성능평가 시험에 수집, 작성된 모든 기록은 증례기록지에 기록되어야 합니다. **후향적 시험을 수행할 경우 시험 시작 전에 모아진 검체 및 임상정보, 개인 식별정보와 비식별 번호 간 연결 정보, 확률화 배정 정보는 시험자 또는 모니터링 요원이 직접 확인할 수 없도록 비밀 유지가 가능한 관리 체계를 구축해야 하고, 자료 관리자에 의해 관리되어야 한다. 검사 결과가 자동화 시스템에 의해 직접 전송되는 경우라면, 자료의 무결성 원칙이 보장되어야 합니다.**

임상시험 종료 후 분석 자료가 확정되기 전까지는 검사 결과 자료와 참조표준 자료가 임의로 분석되거나 시험자 및 시험의뢰자(sponsor)에 노출되지 않도록 관리하여야 합니다.

임상적 성능시험 **결과보고서의 구성은 시험계획서에 기술된 항목과 분석결과가 포함되어야 한다.** 분석 결과에는 목표한 대상자 및 검체 현황을 제시하고, 대상자의 일반적 사항 및 질병 특성이 요약 정리되도록 합니다. 주요한 분석 결과를 제시하기 위한 분석 대상군을 정의하고, 결측 자료의 발생 현황과 결측 자료의 처리 과정이 포함되어야 합니다.

참고

※ 표를 이용한 결과의 제시

성능평가 결과는 검사 결과와 표준참고의 목표 조건별 대상자가 한눈에 알아볼 수 있도록 정리될 수 있도록 표를 이용하여 정리하는 것을 권장한다. 표를 통해 결과를 제시할 때는 실제 목표 대상자수와 실제 분석 대상자의 수를 정확히 기입하여 혼동의 소지를 최소화하여야 합니다.

※ 추정값을 이용한 결과의 제시

대상자 또는 검체의 일반적 사항, 질병 특성, 성능평가 측도의 추정값을 제시할 때에는 점 추정값 뿐만 아니라, 표준편차 또는 표준오차, 신뢰구간, 범위(range), 최대값, 최소값 등 결과 제시에 필요한 요약 통계량을 제시하고, 추정 방법을 표기하는 것을 권장한다. 추정값은 표 이외에도 막대그래프 등 그림을 통하여 제시하는 것을 권장합니다.

※ 성능평가 결과

민감도, 특이도, 양성, 음성 예측도, ROC curve, 일치도, kappa index 등 임상적 성능시험 결과의 추정값은 사전에 계획된 추정 방법을 이용하여 제시하며, 표준오차, 신뢰구간 등의 추정값도 같이 제시하여야 합니다.

통계적 검정이 포함된 경우에는 통계량, 유의확률을 정확히 기입하고 사용된 검정방법 또는 편의 보정 방법을 제시하여야 합니다.

제 3 장

의료제품 사전상담 안내

3 의료제품 사전상담 안내

3-1 사전상담

"사전상담"이란 의료제품의 임상시험계획승인 또는 품목허가를 신청하기 위한 자료 요건의 적절성, 시험 계획 등에 대하여 식품의약품안전평가원이 상담하는 것을 말한다.

3-2 사전상담의 대상 및 범위

「의료제품의 사전상담 운영 규정(식품의약품안전평가원 예규)」 제3조 제1항 및 제2항에 따라 사전상담의 대상 및 범위는 다음과 같다.

제3조(사전상담의 대상 및 범위)

① 사전상담은 다음 각 호의 어느 하나에 해당하는 경우를 대상으로 한다.

1. 생명을 위협하거나 중대한 질환의 치료를 목적으로 하는 의약품으로 기존 치료법이 없거나 기존 치료법보다 유효성 등에서 의미있는 개선을 목적으로 하는 경우
2. 희귀의약품 또는 개발단계 희귀의약품에 해당하는 경우
3. 생물테러감염병 또는 감염병의 대유행(대유행이 현저히 우려되는 감염병의 발생을 포함한다) 등 공중보건에 심각한 위해를 끼칠 우려가 있는 감염병의 예방 또는 치료를 목적으로 하는 의약품
4. 제1호부터 제3호까지 이외의 신약에 해당하는 경우
5. 첨단바이오의약품
6. 희소의료기기 또는 희소체외진단의료기기에 해당하는 경우
7. 혁신의료기기에 해당하는 경우
8. 혁신기술 적용으로 임상적 효과를 기대할 수 있는 융복합 의료제품

② 사전상담의 범위는 품질(기준 및 시험방법), 기술문서, 비임상시험, 임상시험 등과 관련된 사항이며 제조 및 품질관리기준에 대한 사항, 「약사법」 제35조의6 및 「의료기기법」 제11조에 따른 사전 검토의 대상은 제외한다.

※ 사전상담의 대상에 해당하지 않는 사항은 다음과 같다.

1. 신청한 사전상담이 상기 사전상담의 대상 및 범위에 포함되지 않는 경우

2. 동일 목적의 이전 사전상담이 개최된 이후 유의미한 새로운 정보가 추가되지 않은 경우

4. 「약사법」 제35조의6 및 「의료기기법」 제11조에 따른 사전 검토의 대상

3-3 사전상담 신청 및 업무절차

신청인

사전상담 신청

①의약품(의료기기)통합정보시스템
[의약품: nedrug.mfds.go.kr) /
의료기기: udiportal.mfds.go.kr]

②통합상담예약(식약처 홈페이지) 및
대표메일(presubmission@korea.kr)

* 대표 메일로 신청 시 의약품(의료기기)통합정보시스템으로 신청하도록 안내

제품화지원팀

담당자 배정
예비검토

↓

사전상담 대상 여부

제품화지원팀

종결 안내
(presubmission@korea.kr)

↓ 예

신청인, 제품화지원팀

상담회의 진행
* 서면으로 진행 시 성략

↓

제품화지원팀

결과 통보
(presubmission@korea.kr)
*의약품(의료기기)통합정보시스템에서
결과 입력 및 확인

3-4 한 눈에 보는 사전상담 업무

맞춤형 상담 **대상**

1 생명 위협 질환 또는 중대한 질환 치료 의약품

2 희귀의약품

3 공중보건위기 감염병 예방·치료 의약품

4 신약

5 희소의료기기

6 혁신의료기기

7 융·복합 의료제품

| **첨단바이오의약품 :** 세포유전자치료제과에서 상담

| **혁신의료기기 중 체외진단기기, 희소체외진단의료기기 :** 체외진단기기과에서 상담

| **디지털헬스기기 :** 디지털헬스규제지원과에서 상담

맞춤형 상담 **진행절차**

맞춤형 상담 신청 — 신청인

↓ 오른쪽 신청방법 참고

맞춤형 상담 대상여부 — 식약처 제품화지원팀

↓ 대상이 아닌 경우 신청인에게 소관부서 등 안내

맞춤형 상담 회의 — 신청인 & 제품화지원팀

↓ 대면 또는 온라인 회의

맞춤형 상담 결과통보 — 식약처 제품화지원팀

| **의약품** |
http://nedrug.mfds.go.kr 시스템으로 통보

| **의료기기** |
http://udiportal.mfds.go.kr 시스템으로 통보

맞춤형 상담 **신청방법**

3가지 방법 :

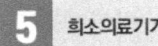

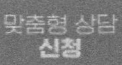

의약품 안전나라 의료기기 전자민원창구

| 전자민원 홈페이지에서 신청
- **의약품** http://nedrug.mfds.go.kr
- **의료기기** http://udiportal.mfds.go.kr

↳ **'전자민원안내 및 신청'에서** [상담] **검색**

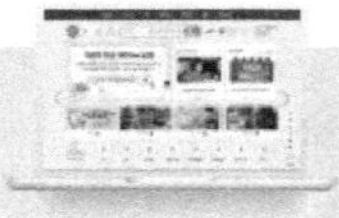

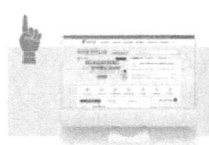

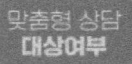

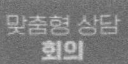

식약처 홈페이지

| 국민소통 〉 통합상담예약

이메일

| presubmission@korea.kr

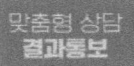

[붙임 1] 의료제품 사전상담 신청서

의료제품 사전상담 신청서

※ [ ]에는 해당되는 곳에 √ 표시를 합니다. 색상이 어두운 곳은 신청인이 작성하지 않습니다.

접수번호	접수일시	처리기간 30일

신 청 인 (대표자)	회사명(성명)	전화번호 전자우편
업체정보	명칭(상호)	분야(업종) [ ] 의약품, [ ] 바이오의약품, [ ] 의료기기, [ ] 기타( )
	주소	

제품의 명칭	※ 명칭이 없는 경우 모델명 등 기재	
사전상담 대상	[ ] 생명을 위협하거나 중대한 질환 치료 목적 [ ] 희귀의약품 [ ] 공중보건에 심각한 위해를 끼칠 우려가 있는 감염병의 예방 또는 치료 목적 [ ] 상기 대상 이외의 신약 [ ] 첨단바이오의약품	[ ] 희소의료기기 [ ] 희소체외진단의료기기 [ ] 혁신의료기기 [ ] 디지털헬스기기 [ ] 혁신기술 적용 융복합 의료제품
세부유형	[ ] 품목허가관련([ ] 품질, [ ] 기술문서, [ ] 비임상, [ ] 임상, [ ] 통계) [ ] 임상시험계획관련([ ] 품질, [ ] 기술문서, [ ] 비임상, [ ] 계획서(임상결과포함), [ ] 통계) [ ] 기타( )	
주요내용		

위와 같이 사전상담을 신청합니다.

년 월 일

신청인 성명 (서명 또는 인)

식품의약품안전평가원장 귀하

신청인 제출서류	사전상담 신청 사항에 따른 근거 서류 등 관련 자료

[붙임 2] 사전상담 결과 통지서

■ 의료제품의 사전상담 운영 규정 [별지 제1호서식]

의료제품 사전상담 결과

<table>
<tr><td>신 청 인
(대표자)</td><td colspan="3">회사명(성명)</td><td>전화번호
전자우편</td></tr>
<tr><td rowspan="2">업체정보</td><td colspan="3">명칭(상호)</td><td>분류
[ ]의약품, [ ]바이오의약품, [ ]의료기기,
[ ]기타(   )</td></tr>
<tr><td colspan="4">주소</td></tr>
<tr><td>제품의 명칭</td><td colspan="4">※ 명칭이 없는 경우 모델명 등 기재</td></tr>
<tr><td>사전상담 대상</td><td colspan="3">[ ] 생명을 위협하거나 중대한 질환 치료 목적
[ ] 희귀의약품
[ ] 공중보건에 심각한 위해를 끼칠 우려가 있는 감염병의 예방 또는 치료 목적
[ ] 상기 대상 이외의 신약
[ ] 첨단바이오의약품</td><td>[ ] 희소의료기기
[ ] 희소체외진단의료기기
[ ] 혁신의료기기
[ ] 디지털헬스기기
[ ] 혁신기술 적용 융복합 의료제품</td></tr>
<tr><td>세부유형</td><td colspan="4">[ ] 품목허가관련([ ] 품질, [ ] 기술문서, [ ] 비임상, [ ] 임상, [ ] 통계)
[ ] 임상시험계획관련([ ] 품질, [ ] 기술문서, [ ] 비임상, [ ] 계획서(임상결과포함), [ ] 통계)
[ ] 기타(   )</td></tr>
<tr><td rowspan="4">상담회의 개요</td><td colspan="2">회의 안건(상담신청사항)</td><td colspan="2"></td></tr>
<tr><td colspan="2">개최일시 및 장소</td><td colspan="2"></td></tr>
<tr><td rowspan="2">참석자 명단</td><td>신청인</td><td colspan="2"></td></tr>
<tr><td>상담자</td><td colspan="2"></td></tr>
</table>

사전상담 결과를 다음과 같이 통지합니다.

년 월 일

식품의약품안전평가원장

※ 사전상담 결과는 질의사항에 대하여 제출자료, 현재의 과학적·기술적 사실, 유효한 법규에 근거한 식품의약품안전평가원의 견해로서 대외적으로 법적 효력을 가지는 것이 아닙니다. 이후 법규 개정, 구체적인 사실관계, 안전성·유효성에 영향을 미치는 새로운 과학적 사실의 발견 등에 따라 달리 적용될 수 있음을 알려 드립니다.

질의내용	답변내용

의료제품 개발 상담사례집 2024

초판 인쇄 2024년 01월 05일
초판 발행 2024년 01월 12일

저　자 식품의약품안전처 식품의약품안전평가원
발행인 김갑용

발행처 진한엠앤비
주소 서울시 서대문구 독립문로 14길 66 205호(냉천동 260)
전화 02) 364 - 8491(대) / 팩스 02) 319 - 3537
홈페이지주소 http://www.jinhanbook.co.kr
등록번호 제25100-2016-000019호 (등록일자 : 1993년 05월 25일)

ISBN 979-11-290-5160-8 (93570) [정가 23,000원]